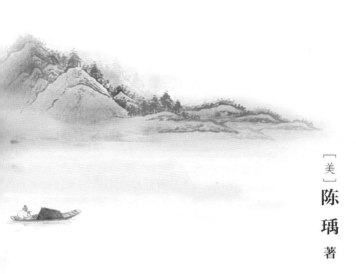

玉石医话

——中西医结合理论与实践

[美] 陈 瑀 著

U0263777

SPM 南方出版传媒

广东科技出版社 | 全国优秀出版社

· 广 州 ·

图书在版编目（CIP）数据

玉石医话：中西医结合理论与实践/（美）陈瑀著．—广州：广东科技出版社，2020.6

ISBN 978 - 7 - 5359 - 7468 - 6

I.①玉… II.①陈… III.①中西医结合—研究 IV.①R2 - 031

中国版本图书馆 CIP 数据核字（2020）第 077612 号

玉石医话——中西医结合理论与实践
Yushi Yihua——Zhongxiyi Jiehe Lilun yu Shijian

出　版　人：朱文清
责任编辑：马霄行
封面设计：林少娟
责任校对：李云柯
责任印制：彭海波
平面设计：彭红燕
出版发行：广东科技出版社
　　　　　（广州市环市东路水荫路11号　邮政编码：510075）
销售热线：020 - 37592148 / 37607413
http://www.gdstp.com.cn
E-mail：gdkjzbb@gdstp.com.cn（编务室）
经　　销：广东新华发行集团股份有限公司
印　　刷：广州一龙印刷有限公司
　　　　　（广州市增城区荔新九路43号1幢自编101房
　　　　　邮政编码：511340）
规　　格：889mm×1194mm　1/32　印张6.5　字数130千
版　　次：2020年6月第1版　　　2020年6月第1次印刷
定　　价：39.00元

如发现因印装质量问题影响阅读，请与广东科技出版社印制室联系调换
（电话：020 - 37607272）。

作 者 简 介

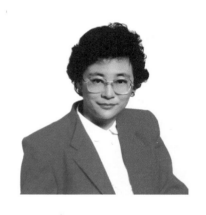
陈璃，女，北京市人，毕业于北京师大女附中、首都医科大学、北京市第七届西学中班。1981 年在中国医学科学院协和医院获得医学硕士学位。作者曾在甘肃省庆阳专区卫生院、北京燕山石油化工总厂医院及北京计划生育研究所工作。曾在瑞典斯德哥尔摩卡罗林斯卡研究院及美国得克萨斯大学、北卡罗来纳大学进修。曾师从著名中医专家刘奉五、关幼波、赵松泉、朱明清、黄丽春、林学俭、张光曙、张颖清等学习中医。

作者现定居于美国马里兰州巴尔的摩市，创建了"北京中医"诊所。作者从医德、医术上弘扬中华文化，深受当地群众欢迎，尤其善于运用中西医结合的方法为广大患者排忧解难。为表彰作者多年来的突出成就，1997 年《巴尔的摩太阳报》发表了题为"引路"（Pointing the Way）的整版文章。文章详细介绍了作者严谨的治学态度及全心全意为患者解除病痛的崇高品德，以及多年来在中西医结合的科学道路上不断探索所取得的成果，并以具体医学案例证实了这条道路的成功。作者还作为当地电视台的特邀嘉宾，多次在电视台介绍中国传统医学与西医结合的基本理念和实践。作者是美国国家级中医教师，热心致力于中西医结合教学工作。

作者曾获得三项美国专利，先后被列入世界名人录及美国名人录。在瑞典进修期间，曾出席诺贝尔科学奖颁奖典礼，亲眼见证了颁奖盛况。1995 年在美国三藩市举行的世界首届微针系统大会上获扁鹊奖。

声　　明

　　本书的写作和出版只是为了传播知识和信息。书中所写的资料无意代替患者正在和将要接受的医学建议及治疗。书中的患者来信是患者自愿交流的对疾病的认识和对治疗的亲身体会，不代表或提示任何医学和治疗建议。本书作者和出版者对应用本书进行诊断和治疗的后果，不承担任何医疗及法律责任。

序

陈瑀医师毕业于首都医科大学，原系妇产科医师。从20世纪60年代起，在中国诸多西医临床医师积极学习、掌握中医知识，并运用于临床。陈瑀医师可谓其中的佼佼者。她来美国30余年，更以从事针灸医学为己任。16年前，她就多次向我学习头皮针，同时，亦向许多有一技之长的替代医学专家学习。她这种勤奋好学的精神，为西医学习中医者提供了一个良好的楷模！

拜读了她的大作，看到她从基础到临床，能将中、西双方的正统医学理论有机地结合，并灵活运用于临床，取得了很好的临床效果。尤其可贵的是，她能在临床实践中注意观察患者多方面的反应，并随时进行总结，积累经验，逐步形成自己的临床医疗特色和风格。我想，如果现今从事针灸医学的中医师或西医师都能在临床实践中将辨证与辨病相结合，对任何病症尤其是危、急、重症和各科疑难杂症均能考虑以针灸为治疗手段之一，这将是人类的大福分。因为针灸不仅可以减轻患者痛苦，而且还可以避免药物的副作用，并节省医药开支，不失为利个人、利家、利国的好方法。开卷有益，作者选择了30多种常见病进行针灸及中药治疗，其方法简便、安全、有效，既有利于针灸同行参考应用，亦适于民众自我保健运用，实不失为一本好的针灸普及参考书籍。

朱明清

朱明清，头皮针专家，朱氏头皮针创始人。1940 年出生于江苏靖江，1964 年毕业于上海中医药大学首届针灸专业。从此致力于医学，以振兴针灸为己任，1990 年迁居美国至今。著有《朱氏头皮针》《急诊针灸治疗手册》《中国头皮针》等。

前　言

　　中国医药学，简称中医，是中华民族优秀传统文化的宝贵财富，为中华民族的繁衍昌盛做出了不可磨灭的贡献。中医源远流长，博大精深，具有一套独特的理论体系和治疗原则。

　　世界上各文明古国、古老民族都有自己的医学。西医始于古希腊和古罗马医学，文艺复兴时期在欧洲得到发展。随着近代工业文明的发展，其衍变为实验医学，因不断吸收当代科技成果而发展，故又称为现代医学。17世纪明末清初时，西医传入中国，与中医并存于中国大地。西医的传入为我国医学科学知识增添了许多新的内容，为我国医学发展提供了有利条件。中医与西医之间经历了不断的互相碰撞、激烈斗争与互相结合的过程，创造出中西医结合医学的崭新体系。

　　中医以其强大的生命力走向世界。世界各国包括西方国家也受到中医传统疗法的吸引和影响，对针灸、推拿、中药等均有不同程度的引进和利用，并称之为"补充替代医学"。30年前，很多美国人不知道"针灸"一词是何含义，今天不少美国人知道了什么病找西医、什么病找中医。有人每月做一次针灸，以提高免疫力，预防疾病。

简言之，中医和西医是不同国家的人民在不同的历史条件下，在与疾病做斗争过程中通过不同的途径发展起来的两种医学体系。

我本人就是中西医结合的见证人。我的父亲于1943年毕业于协和医学院，那是一所位于北京的著名西医院校，之后他成为临床医生和医院领导。新中国成立后，他参加了北京市卫生局举办的第一届西学中班，因成绩优秀，获奖一盒金针。那时我还是中学生，当我欣赏着二寸长、柔如麦芒的金针时，的确没有想到我和针灸原来有不解之缘。

我是首都医科大学首届学生。在1960年的西医院校已有部分中医课程。西医院校的学生注意力集中在学习西医方面，但在我们毕业时，很多同学开始自学中医，背汤头歌诀。大概是因为我们要分配到边远地区，不在大医院工作且没有老师的继续指导，所以每个人都想多掌握一点儿治病的方法。我被分配到甘肃基层卫生院工作，在那里我亲眼看到了中医和赤脚医生的诊治效果，我学习中医的愿望因此越来越强。终于，我有机会参加了北京市卫生局举办的第七届西学中班，脱产一年系统地学习了中医。

先学西医再学中医是有困难的。因为这两种医学思维方式迥异。学习过人体解剖，在显微镜下看过细胞的人很难理解那看不见的气和摸不着的经络。我经常不服气地向老师提问，老师很博学，经常笑着回答我的问题。后来，我干脆让老师给我开中药方，熬药吃。我想试试这汤药是什么滋味，有没有用。原来汤药是不难吃的，是可以服用的，更主要的是它的疗效是神奇的，它可以解决我吃西药解决不了的问题。我服了！"中医言气脉，西医言实验。言气脉者，理太微妙，常人难识，故失之于虚。言实验者求质，而气则离，故常失其本。"中医是中国对世界的一大贡献。尽管中医的道理有些还无法用现代科学解释清楚，但行之有效就必蕴藏着真理。

　　我学了中医之后就回到原来的医院妇产科工作。科主任要求我看半年门诊，不许开西药，只许开中药。在她的坚决要求之下，我得到了实践的机会，很快成为受欢迎的西学中医生。我写了一篇中医治疗闭经泌乳综合征的体会，为我考上协和医院妇产科内分泌研究生助了一臂之力。我曾看过民国时期张锡纯所著的《医学衷中参西录》。其中有用"石膏阿司匹林汤"治疗温病初起的发热，阿司匹林解表，石膏清里，以达表里双解。这是中西药结合应用的先例。前人在理论和用药上巧妙的中西医结合给了我很大的启发。我出国时只带了一只箱子，其中有两本中医书。留美的同学问我："你带这书也能派上用场？"我不知道，我只知道它已是我生命的一部分。

在美国，我曾经在著名的生殖神经内分泌研究室工作过，因为对临床工作的怀念，我又从事了中医门诊工作。我曾师从中国著名头皮针专家朱明清、林学俭及耳针专家黄丽春。1995 年，朱明清老师和加州针灸公会会长周敏华在三藩市举办了"世界首届微针系统大会"。中国各路微针专家聚集一堂，盛况空前。头皮针专家朱明清、林学俭，耳针专家黄丽春，腕踝针发明人张光曙，生物全息论发明人张颖清等名医莅临大会。除了听大会讲演外，留美中国学者还开了个小灶儿。我们七八个人每天中午或晚上请一位专家办讲座，会后又延长两天办讲座。我至今难忘那愉快的、充满知识和友谊的岁月。这次世界微针系统大会是空前的，至今还是唯一一届。

任何一门科学都来源于生产实践，医学也不例外。20 世纪八九十年代人们竭力探讨艾滋病的治疗，中医针灸界对此有频繁的讲座及文章发表。但因中医没有免疫术语，故在诊断上有一定困难。后来我决定做一次冒险，写了一篇《卫气浅淡》，以中西医结合的思维用"内卫气"作为免疫术语用于中医，并以此文投稿《中国中医基础理论杂志》，得到主编欣赏，在两个月内未经修改发表。因为有在妇产科及生殖神经内分泌研究室工作的经历，所以我尝试用现代科学揭示中医"天癸"

这一术语的真实内涵。面对拒绝截肢、血糖居高不下的糖尿病患者，我用耳穴磁疗成功地降低了患者的血糖，避免了截肢。应群众和同行的要求，我设计了用耳穴磁疗治疗糖尿病、肥胖、恶心、面神经麻痹、青光眼、失眠等的系列方法。在治疗惊恐症的过程中，我提出背俞穴是交感干在体表的投影，并设计了玉石锤以便患者自我治疗。在对耳穴的观察中，我进一步证实了耳轮红点及血管与耳穴的对应关系，解释了耳穴的向轮性，对耳穴诊断提出了新的建议，并设计了有效的耳放血方法。在中药的临床应用上，我扩大了龙胆草治疗霉菌的应用范围。

　　我把自己的心得体会用英文写成《医学之音》一书，于 2008 年出版，深受读者欢迎。美国《医学针灸杂志》主动写了书评。在众多读者中，医者认为此书可开阔眼界并为作者的坦诚所感动；患者喜获新的治疗方法，互相传阅并以此作为礼物赠送友人。

　　为报答祖国人民的养育之恩，我对该书进行了增删修改并译成中文，以飨广大中文读者。由于本人知识水平有限，书中错漏难免，欢迎读者批评指正。

　　本书的翻译工作得到马兰医师的鼓励和支持。她在百忙之中抽时间认真逐字校对，并提出宝贵建议。谨借此机会向她表示衷心感谢。

　　帮助校对的还有 Alexander Munson。巴尔的摩普伦创印刷社（Printron Copy & Print）在排版上付出了极大的努力。彭红燕做了平面设计和校对工作。在此一并致以诚挚的谢意。

陈瑀
2020 年 2 月

目　　录

第一章　治疗惊恐症的简便方法

一、故事的开始

一位 50 多岁身材高大魁梧的非裔美国人迈着稳健的步子从容地走进我的诊室。他对我说："请你帮我治疗惊恐症。"我回答说："请进第二诊室。"对话就这么简单！

实际上我心里有点儿打鼓，我并没有足够的把握治好他。我在中国时，从来没有治疗过惊恐症。虽然我曾在北卡罗来纳州治过几例，但治疗过程并不顺利，有的惊恐症患者怕针，有个别患者在治疗过程中惊恐发作，有的患者甚至深更半夜发病叫急诊。但我为什么毫不犹豫地告诉这个患者去第二诊室呢？因为当时我的脑子里闪过一个病例。几个月前，我曾经治疗过一个年轻人，他患创伤后精神障碍。由于年轻时车祸、手术及创伤，这位 30 多岁的律师经常有焦虑、愤怒及严重失眠。虽然头针、体针治疗使他情绪有所好转，但他的失眠未得到改善。后来，我用梅花针叩刺背俞穴取得良好效果，他母亲说，他现在睡得酣甜，像婴儿一样。

我决定只用背俞穴梅花针叩刺法治疗这位新患者。每次治疗时间短，收费少，治好便好，治不好也不会有什么副作用。出乎我的意料，他后来说："你治愈了我！"

后来他告诉了我他的经历。自童年起，他就饱受惊恐症的折磨，他的养母有严重的焦虑症，她经常向他叙述生活的艰辛。在他幼小的心灵中，他感觉他的前途将是坎坷的，人生将是痛苦的。当他遇到第一个让他心仪的女孩子时，他体验了惊恐发作。参加越南战争使他的病情加剧。他在美国到处求治30年，从西海岸到东海岸，从西医到中医，从未得到缓解。

这个身材高大、善于言谈、信心十足的非裔男子便是美国著名的电影演员亚菲德·寇斗（Yaphet Kotto）。他当时在巴尔的摩拍摄电视剧。他的华裔秘书在电话簿里看到了我的中文名字，便建议他来就诊。

1997年，巴尔的摩市一家电视台访问了我和亚菲德，并在电视上播放了亚菲德的经历和我给他治疗的实况。作为一个著名影星，又是一个威武的男子汉，能够在电视上公布自己的心理疾病病情，的确令人敬佩，使我看到了一个无私、坦荡、乐于助人的纯洁心灵。此后，惊恐症患者打给我的电话就没有断过。在一年的时间里，我治疗了100多例惊恐症患者，证实了背俞穴梅花针叩刺是一种简单、经济、实用的好方法，对治疗惊恐症、创伤后精神障碍及与紧张、焦虑相关的疾病都有明显效果。

1997年12月2日早上7点钟，我接到了一个电话。这是巴尔的摩市太阳报印刷工人打来的。他说："你上了报纸，我要预约看病。"原来，报纸上发表了一整版带照片的题为"引路"的文章，介绍了我的中西医结合治疗实践。从此，来我诊室求治的人络绎不绝。

二、什么是惊恐症？

焦虑症的表现有几种不同的形式，其中的一种就是惊恐症。

它的症状就是反复的惊恐发作。这是一种常见的慢性疾病。

惊恐症的诊断标准：在一个短时间内感受到强烈的恐惧不安，并有以下症状中的四种，突然发作且在 10 分钟之内达到难以忍受的程度：

> 心悸、汗出、颤抖、哆嗦、气短、窒息、噎塞、胸痛或不适、恶心或腹部不适、头晕、失去平衡、头轻脚重或昏厥、现实脱离、人格脱离、恐惧、失去自我控制或疯狂、濒死感、感觉异常、寒战或潮热。（精神病诊断和统计手册，第四版，征得同意后使用）

有些疾病的症状会类似惊恐发作，比如心律不齐、心动过速、眩晕、贫血、心力衰竭、哮喘、甲状腺功能亢进、更年期综合征，有人在停抗抑郁药、嗜酒或戒酒、戒烟、应用刺激剂、使用某些药物或咖啡因时也有类似症状，正确的鉴别诊断是正确治疗的前提。

惊恐症可以由很多原因引起，比如精神刺激、生活中发生的剧烈惊险的事件、对疾病的恐惧、大病后缺乏适当休息和调养、对以往痛苦经历的记忆、长期过度劳累、缺乏劳逸结合、日常生活压力的积累……有过几次惊恐发作后，患者会感到自己是一个无助的受害者。患者可能害怕孤独自处、不敢远离家，或怕去公共场所。即使没有惊恐发作时，患者也会感觉焦虑、紧张或担心惊恐复发。惊恐症使患者消耗大量精力并摧毁其对生活的信心。

有些患者在惊恐发作之前有"行动前设想"，他会想"如果我这样做，就会有什么事发生"。譬如"如果我上了电梯，突然停电，我就会长时间地被关在电梯里""如果飞机出事故，我就会死""如果我去参加聚会并当众吃东西，我会噎住"。这种

"行动前设想"的结果会导致惊恐发作,于是他们会有意回避这些活动。正常人行动前就没有这种瞻前顾后的"行动前设想",所以他们可以该做什么就做什么。显然这种"行动前设想"是一种病态心理。通过治疗帮助患者消除"行动前设想"是治疗中的重要环节和衡量治疗效果的标准之一。

有些惊恐症患者可能并发广场恐怖症。患者会尽量避免使自己处于公共场合,如身处其境,就会深感焦虑不安。他会考虑是否有逃脱途径,怎样逃离可以避免尴尬,在得不到帮助的情况下,就会有惊恐发作。比如患者是一个学生,他不愿坐在教室的前排,因为当他感觉焦虑不安想离开教室时,老师和所有同学都会看着他,这让他觉得非常难堪。他会选择有后门的教室并坐在最后一排,这样当他离开教室时,很少有人会注意他。

西医治疗焦虑症包括惊恐症有下列 3 种方法:

(1)药物治疗。

(2)认识 - 行为治疗法。包括谈话、放松或其他心理治疗。

(3)上述两种方法的结合。

这些治疗方法都有一定疗效,但见效缓慢、疗程长、效果不尽如人意、价格昂贵且有一定副作用。针灸、中药治疗可使患者得到一定程度的解脱,但疗效也有待进一步提高。以下介绍一种使用梅花针治疗惊恐症的简单且极为有效的治疗方法。

三、梅花针背俞穴叩刺法治疗惊恐症

梅花针背俞穴叩刺法简称"背梅叩"。

1. 梅花针

梅花针又称皮肤针或七星针。其形状如一个小锤子,塑料制锤柄约 15cm 长，锤头有 7 颗小针排列成梅花形，故称梅花针（图 1-1）。梅花针质量有高有低，高质量的针尖圆滑，不会造成出血，低质量的有倒钩，切忌使用。

　　注意：为防止传染疾病，一定要用消毒过的梅花针，不同患者不能用同一个梅花针，而且梅花针要是一次性使用的。

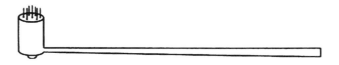

图 1-1　梅花针

此图约为实物的一半大小。

2. 治疗部位

　　人体背部脊柱两侧的膀胱经第二线是背俞穴所在处，也就是脊柱向左右旁开各 1.5 寸的线上，从第三胸椎（T3）水平到第二腰椎（L2）水平，治疗宽度为 1 寸，在第二腰椎水平，治疗宽度向左右方向各延长 3 寸（图 1-2）。如患者有腹胀，治疗区域可延伸至第四腰椎（L4）甚至第一骶椎（S1）水平。

3. 治疗方法

　　用蘸有 70% 酒精的消毒棉球清洁治疗区域。用梅花针轻轻叩刺治疗区至皮肤粉红为止。在第二腰椎水平叩刺要轻，因为此区皮肤敏

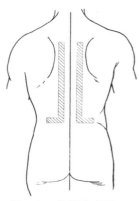

图 1-2　背部治疗区

（阴影部分）

感。在治疗过程中不应有皮肤出血。叩刺完成后，多数患者可立即起身，有些患者需要静卧几分钟。

一般每周治疗 1~2 次，共治疗 1~10 次，以患者得到解脱、感到满意为止。

4．治疗效果

在接受背梅叩的 102 例患者中，98% 表示满意。治疗后，惊恐发作频率减少了 73%，症状持续时间减少了 75%，发作的严重程度减小了 83%。

如果你细心观察就会发现一个有意思的现象，即治疗前患者多是绷着脸，少言语，一派紧张感觉，治疗后患者多有笑容，似乎如释重负。有些患者治疗前走路匆忙，治疗后步履从容。

只有惊恐症而没有广场恐怖症的患者恢复较快。有广场恐怖症的患者需要多次治疗，并辅以练习，以适应其所恐惧的场合。在患者尚未准备好时，不要催促他去尝试使他感到恐惧的事。服用西药治疗惊恐症的患者，需要一定时间停止药物治疗，故也需要多次治疗。

随着治疗的进展，患者原有的"行动前设想"会逐渐减少或消失，自信心增强。我从来不强迫患者去做他们觉得恐惧的事，总是等待他们有信心克服恐惧时，再鼓励他们去尝试。经过治疗，有些恐惧飞行的患者又重新登上飞机翱翔蓝天；不敢上自动扶梯的人又重新勇敢地踏上扶梯，自由地在商场购物；有些患者坐在自己汽车的驾驶座上不再疑神疑鬼，可以毫不犹豫地脚踏油门，该去那儿就去那儿；学生拿到考卷后，脑子不再发蒙，而是可以认真看题，尽量发挥自己的所学。很多患者不再因惊恐发作去急诊室了，很多治愈了的患者主动写心得体会以帮助相同的病友。同时我用这种方法治疗精神紧张，或与其有关的病症如广泛性焦虑、强迫症、创伤后精神障碍、紧张性头痛、失眠等，均取得很好的效果。

好莱坞电影《分析这事》（Analyze It）描写的是一个犯罪集团头目患有惊恐症。在急诊室，当医生诊断他为惊恐症时，他竟然打了医生。他认为像他这样身强力壮的人是不会得惊恐症的。其实此病和体格毫无关系。在之后的治疗过程中，只要他感到恐惧，他就给心理医生打电话，医生吃饭、睡觉，甚至在婚礼上都会接到他的求救电话。实际上，我在用背梅叩法治疗惊恐症之前也有同样经历。有一个患者用了针灸和中草药后均不满意，有一次半夜三更叫我出诊。自从用了背梅叩，患者不再受折磨了，我也解放了。我相信，《分析这事》里的那位心理医生如果也会使用背梅叩的话，这部电影的剧本就得重新写了。

5．自我治疗

为了方便患者进行自我治疗，我根据梅花针的形状，设计了一个没有针的小锤，称为玉石锤，取玉之温润、石之坚硬之意（图1-3）。此锤轻便、易于携带，患者可以根据自己的需要在任何时间、任何场合进行自我治疗，不必消毒，但不宜与他人共用一锤。此锤不仅适用于有惊恐症的患者，也适用于有其他各种精神紧张病情的患者。即使在天灾和战争中，这个小锤也可以使受害者及时地得到一定程度的精神解脱。

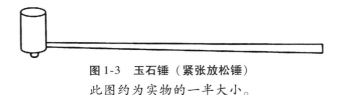

图1-3　玉石锤（紧张放松锤）
此图约为实物的一半大小。

除了背部以外，大腿前部、腹部均可用于自我治疗。以大腿前侧为好（图1-4），坐位及仰卧位均可。治疗时患者暴露大腿皮肤，用玉石锤叩打，从膝上开始向腹股沟方向叩打6～8寸，宽1寸，两腿均需叩打，以皮肤发红为度。睡前治疗1次有安眠作用。

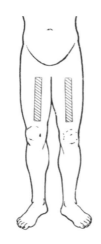

图1-4　腿部治疗区（阴影部分）

6. 治疗惊恐症的注意事项

（1）耳穴压迫法（耳压法）、耳穴磁疗都是很有效的治疗方法，但对于惊恐症患者来说，这些方法都不够安全，很可能引起惊恐发作。外耳上有很多交感神经末梢，耳压法及耳穴磁疗都难以掌握时间和强度，容易造成超强的或过长时间的刺激而导致惊恐发作。然而，耳针不失为镇静、止痛及治疗失眠的好方法，如有必要用耳穴治疗惊恐症，最好在门诊使用耳针，当患者离开时，外耳上不应留有针、王不留行（用于压耳穴的植物种子）、磁片或皮内针。我常在使用背梅叩后，再针耳穴神庭、枕、垂前等。

（2）如有必要用体针，最好不刺足三里穴。对于有焦虑及惊恐症的患者，针刺足三里穴易导致惊恐发作。

（3）应劝导患者忌用含咖啡因的饮料，如茶、咖啡及可乐等，要换用无咖啡因饮料，并少食巧克力。

7. 病例报道

病例1：巨汉怕上自动扶梯。

患者是个身材高大的人，但沉默寡言。他不怕登上自动扶梯，但当扶梯到达最高点，需要下来时，他便会有惊恐发作，为此，多年来他一直避免使用自动扶梯。

我用背梅叩给他治疗，1周1次。每次他来诊时，我都会问他："这周你感觉如何？"他总是简单地回答："很好！"第五次治疗时，我问他："你有多大的信心去试自动扶梯？"他说："我见好，但还没有足够的勇气。"我说："不着急，只有当你觉得有把握时才去试。"最后，他终于成功地踏上了自动扶梯，并顺利在顶端离开。我建议他每周至少试用一次自动扶梯，以保持效果，如果再有惊恐发作，就回来做加强治疗。我随访他两年，疗效巩固。

病例2：她不敢坐飞机。

玛莉，女，63岁，家境很好，她的丈夫飞遍全球做生意。由于有惊恐症及由此产生的飞行恐惧症，玛莉有30多年没坐飞机了，她失去了诸多旅行、享受各地美食的好机会，她最终决定试一下针灸治疗。

我给她做背梅叩治疗。她告诉我在第一次治疗后，当她启动汽车时，她不再担心有坏人藏在后座。第四次治疗后，她乘飞机去拉斯维加斯参加了女儿主持的会议。去时飞机平稳，回来时略有颠簸，尽管如此，她的旅行很顺利，没有惊恐发作或不适。一年之后，她又来诊，因为她要坐飞机去看一个生病的亲友。

病例3：工作要求她必须乘飞机。

一位中年妇女以前坐飞机时曾遭遇事故。当时天气恶劣，飞机不平稳，左右摇晃，她的安全带断了，她被抛向机窗。从那以后，她就害怕坐飞机。但是她的工作要求她必须乘飞机，如果拒绝坐飞机，她就会失业。

我用背梅叩给她治疗了4次。最后一次治疗是在她上飞机前。治疗后飞行顺利，她也没有惊恐发作。这使她增强了信心，她保住了自己的工作。

病例4：一位妇女20年没出家门。

这位54岁从未结婚的妇女打电话叫我出诊，因为她不能出家门。她看上去有70岁，头发花白，门齿脱落。她患惊恐症已20年。她和母亲在一起住了30年，母亲去世后，她就住在朋友家的沙发上。她不敢出门，不能买菜，甚至不能到附近小店去买香烟。朋友家开聚会时，她不能在他人面前吃东西，因为害怕噎住。

在1周内，经过两次背梅叩治疗后，她可以自己去附近小店买香烟了，甚至可以在家附近的安静的街道上开汽车。有一天她朋友的儿子突然给她打电话，要她开车经高速公路到另一城市接他，她开车去了，迷了路，惊恐发作。又经过连续5次的治疗，她的恐惧感大减，可以在离家较近的街道开车购物了。

病例5：78岁老妇曾做过心脏手术。

经过心脏手术后，这位老人常觉得紧张、恐怖且有失眠。她每周来做1次背梅叩，做了3次后，以上症状全部消失。

病例6：丈夫去世后，妻子有频繁的惊恐发作。

因为丈夫患有精神疾病，所以这位76岁的妻子饱受折磨。在丈夫刚刚去世后的1周内，她每天都有惊恐发作。她做护士的女儿带她到急诊室看病，医生给药，服后无效。女儿只好请假不上班，天天陪着母亲。

女儿带她来针灸，每天1次，背梅叩加头皮针和体针，穴位包括神庭、左额旁1带、前顶透百会、内关、三阴交、太冲。1周后治愈。

她做护士的女儿说，针灸起作用比药物快，且效果稳定。

病例 7：大学生惧怕考试。

一位 21 岁的女大学生，一边上学一边打工。由于时间安排过紧，缺乏睡眠，她感到很紧张，每当考试时，她就有惊恐发作。由于成绩很差，她只好退学，专注打工。她每天都觉得焦虑不安。虽然已离开了学校，但她还得参加几次考试才能得到肄业证书。她来求助于针灸，以通过考试。在 9 天之内，她做了 3 次背梅叩。考试时，她精神镇定，发挥出了她应有的水平，通过了考试。她说："如果没有这 3 次治疗，我根本不可能通过考试。"

病例 8：一位医学生面临医师资格考试。

这位医学院的女生说她很紧张，以前考试时她曾有过失败的经历。当她一看到考卷上的题目时，她就感觉头变大，脑子糊涂，她辛辛苦苦准备的知识不能在考试时跃然纸上。这次考试前，她做了 3 次背梅叩。在考场上，她头脑清晰、精力集中，顺利地通过了这个长时间的、知识难度和深度要求极高的考试。

8．患者来信——他们对于疾病和治疗的亲身体会

（1）亚菲德·寇斗先生，1995 年 11 月 3 日。

我不懂为什么会有惊恐发作，更不明白那种毫无原因的恐惧感来自何处。20 年来我被这种突如其来的惊恐发作和莫名其妙的恐惧困扰着。后来，我遇到中国来的陈医师，她用针灸给我治疗。像奇迹一样，我的惊恐症消失了。真是不可思议！

（2）M. A. S.，1996 年 12 月 7 日。

今天，我带着轻松和喜悦的心情告诉大家，我刚刚从美国西部旅游回来。在整个坐飞机的过程中，从候机、上机、飞行及下机，我都没有任何惊恐焦虑的感觉。对我来说，这简直是奇迹，因为我已经很多年不敢坐飞机了。

多年来我患有惊恐症、焦虑和幽闭恐惧症。我不但是一个非

常独立的人，而且是个有常识有理性的明白人。不管在什么情况下，我都应该有能力控制自己，然而事实告诉我，事情并不是那样。

我听说这里的精神病院可以治疗这类症状，但我担心我会对药物过敏，或被当成精神病患者。我不愿听这个词，我百分之百相信我没有精神病！

1996年10月，巴尔的摩市一家电视台报道了著名演员亚菲德·寇斗寻医的故事。我给陈医师打了电话并预约。我对治疗充满了期待。

迄今为止，陈医师给我治疗了4次。在第一次治疗后，我立即感觉到久违的宁静又回来了。我这里所说的宁静是相对于焦虑不安而言的。而且第一次治疗后，当我开车时，我没有以前那种紧张的感觉了。除此之外，我还体验到治疗后我可以立即轻松地工作，我全身也有一种放松的感觉。我走路时脚步也放缓了，胸部的紧迫感消失了，甚至呼吸也比原来深了。

再强调一下，我看到有和我同样症状的人可以被治好，这给了我希望，更重要的是在治疗后症状能够立即得到缓解，真是令人高兴！

（3）S. M.，1996年12月31日。

近几年来我患有惊恐症，最后因病重而辞职。虽然医生给我开了证明，但我的老板拒绝付我工资，只因为我患的是惊恐症。最后，我看到有个著名的电影演员患同样的疾病30多年，被陈医师用针灸治好了，我就去找她。经过几次治疗，至今我的病再没有发作。我建议电视台进行随访，这样其他人就可以得到帮助。感谢陈医生使我获得重生。

（4）J. L. W.，1997 年 3 月 3 日。

多年来我没有惊恐发作，但近期复发而且很严重，甚至去了两次急诊室。我意识到这样下去是不行的，我需要治疗。在电视上，我看到陈医师可以治疗惊恐症，因为我不想吃西药，所以我就给陈医师打了电话，预约针灸治疗。第一次治疗后，我就觉得有所好转。几周以来，我内心的紧张、焦虑感消失了。一个多月来，我没有惊恐发作，甚至不感到精神紧张。我建议其他人试试针灸治疗。它既可使你放松，又可使你保持头脑清醒，且没有副作用，胜于药物治疗。

（5）S. P.，1997 年 3 月 10 日。

近 3 个月来，我每周去陈医师那里治疗惊恐症。如果以 0 ~ 10 来区分症状的严重程度，0 是没有症状，10 是非常严重，那么治疗前我的惊恐症是高于 10 的水平，治疗后是 4 ~ 5 的水平。

我对治疗效果非常满意。现在我比原来愉快多了。我打算继续治疗。

（6）J. R.，1997 年 3 月 14 日。

我从来没有真正弄懂惊恐症这个概念，很少有文章详述这种疾病。我从高中起就开始有些症状，诸如精神紧张、心悸、怕自己晕倒等。我告诉自己不要担心，这不是什么大事。总的来说，我觉得从高中到大学是一个大的转折，我把这些症状归咎于一个人成长过程中必然发生的事情。每个人刚一上大学都会紧张的，身体的不适并没有让我警惕起来。

在我上大学的这些年间，这些不适症状一直伴随着我，最后我没有理由再持否认和忽视的态度。我只是不知道什么地方出了毛病，我也不知道焦虑是否可能来自身体内部。我去看病，医生说我身体健康。我不敢开车，因为我怕开车时晕倒在路上。到底是什么原因使我在一刹那间觉得极端恐怖?!

在大学毕业典礼上,多年来搅扰我的这些症状达到了顶峰。在几千人面前,我脑子里唯一的想法就是在毕业典礼的舞台上找到快速逃跑的捷径。从座位上站起来,走过舞台成为我整个人生最可怕的一刹那。虽然我是个有学位的毕业生,有家庭成员强有力的支持,正在走向职业生涯和成年人生活,但在内心世界里我仍然是一个小孩子。

有一天我坐在厨房里看电视新闻,我才知道我得了什么病。新闻是有关在巴尔的摩市拍摄电影的影星亚菲德·寇斗求医治疗惊恐症的故事。我静静地坐在那儿,看着陈医师讲述如何用针灸治疗惊恐症的科学道理。虽然我对这种替代医学几乎毫无所知,但知道有人可以帮助我解除痛苦时,我就给陈医师打了电话。她在电话里耐心地听我叙述病情,并给我预约就诊。

我去她的诊室看病时,她详细地解释针灸的好处。她非常专业的工作风格使我感到很安心。治疗只有 10 分钟,治疗后我立即感觉到压在肩上的重担已被卸掉。我可以轻松愉快地过日子,无须担心是否会有惊恐发作。自从我开始针灸治疗,我的症状减轻了许多。现在我可以轻松地去饭馆吃饭,不用考虑会有惊恐发作。

人们不知道为什么会得惊恐症。我是一个开朗的人,似乎不会得这种病,但是我竟然得了这种病。感谢陈医师。每天早晨我醒来时想到和我同病相怜的患者可以得救了,我就觉得生活不会再让我们窒息了。

(7) S. S. ,1997 年 3 月 17 日。

针灸治疗的效果是明显的。我最欣赏的是它不会上瘾。我诚恳地建议那些有焦虑症、惊恐发作的患者试试针灸治疗。

（8）T. J. S.，1997 年 3 月 19 日。

本人男性，43 岁，当我在高速公路开车时曾有过惊恐发作，大约每 6 个月发生 1～2 次。我的症状是心跳加快，呼吸变浅，手心出汗。每次发作约 15 分钟。经过陈医师的治疗，虽然仍有发作，但严重程度减少了 50%～60%，发作只持续 1～2 分钟。我只接受过陈医师一次治疗，其治疗效果使我感到惊讶，我非常满意。

（9）T. J.，1997 年 4 月 23 日。

针灸治疗 6 周来，我的健康状况有了极大进步。针灸的确是一个极好的替代医疗选择。再辅以健康饮食、体育锻炼、戒酒、戒毒，我的惊恐症发作频率和严重程度大大减轻。

由于害怕惊恐发作的那种无时无刻的恐惧感消失了，我现在又可以享受人生中的许多乐趣。针灸治疗是神奇的，治疗费用也很合理。感谢针灸使我摆脱这个可怕的疾病，获得重生！

（10）A. F.，1999 年 4 月 27 日。

我患惊恐症已有 4 年了。开始时每天早晚发作，我觉得胃部不适，我心里感觉似乎有什么坏事将要发生，觉得很害怕。我的家族成员中有人患抑郁症和惊恐症。

我曾看过心理科医生并用过抗抑郁药，但效果不明显。于是我去找陈医师治疗。第一次治疗后，我觉得有了显著的进步。现在我只是偶尔有轻微的不适。一般人不会理解惊恐症对患者的生活有多大的影响，我很感谢针灸治疗对我的帮助。

（11）R. B.，2006 年 1 月 25 日。

惊恐症伴随了我大半辈子。我的心理医生说我可能永远离不开药了。陈医师的针灸治疗改变了我的命运。我现在已停药，而且惊恐症没有再复发。同时针灸治疗使我戒除了 30 年的烟瘾，我的偏头痛也好了。我不懂针灸为什么可以治病，我只知道它对我是有效的。

四、西医对惊恐症的认识

人体内脏器官是受自主神经系统支配的，不受人的意志所控制。自主神经包括交感神经系统和副交感神经系统。交感神经系统的神经介质是肾上腺素和去甲肾上腺素，它们来自肾上腺髓质。副交感神经系统的神经介质是乙酰胆碱。

在交感神经系统，交感神经节前细胞位于从胸椎到腰椎的脊髓侧角，这些神经细胞的轴突终止于成对的椎旁神经节或不成对的椎前神经节。在脊柱两旁，上起颅底下至尾骨，椎旁神经节发出神经分支形成交感神经节，交感神经节连接成交感神经干，或称交感干（图1-5）。交感神经干的节后神经纤维到达周围的效应器，支配头、胸部、腹部及盆腔器官。这里所说的效应器包括所有器官的平滑肌，如血管、内脏、瞳孔、外分泌腺（汗腺、唾液腺及消化器官腺体）的平滑肌。

交感神经和副交感神经都是内脏运动神经，它们常共同支配同一器官，形成对内脏器官的双重神经支配，但它们所起的作用不同，既互相抵抗，又互相统一。例如：当机体运动时，交感神经活动加强，而副交感神经活动减弱，于是出现心跳加快、血压升高、支气管扩张、瞳孔扩大、消化活动受抑制等现象。这表明，此时机体代谢加强，能量消耗加快，以适应环境的剧烈变化。当安静和睡眠时，副交感神经活动加强，而交感神经受到抑制，故出现心跳减慢、血压下降、支气管收缩、瞳孔缩小、消化活动增强等现象，这有利于体力恢复和能量储存。

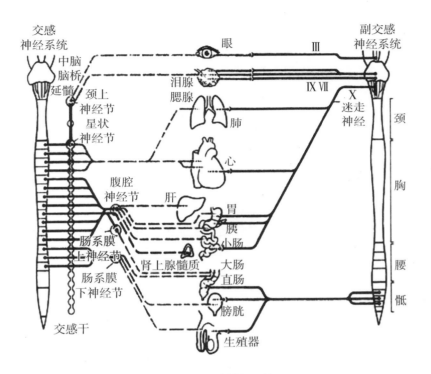

图 1-5　自主神经系统

资料来源：《人体生理学》Springer- Vertag. 1983，经允许使
用，中文为作者翻译。

　　现在，让我们具体分析一下当惊恐发作时身体发生了哪些变
化。当人体受到强烈刺激时，产生应激反应，交感神经系统极度
兴奋，表情紧张、惊恐、愤怒，心跳加快、血压升高、呼吸变浅
而急促。心率加快和心肌收缩可造成胸痛；当呼吸浅而快时，人
体是用上胸部的肋间肌呼吸的，因而可造成胸部钝痛；胃肠道的

蠕动能力减低，括约肌收缩加强，可造成恶心、食管平滑肌收缩幅度增加，引起哽噎；交感神经兴奋刺激汗腺分泌，导致出汗、皮肤血管扩张、血流增加造成潮热。由于呼吸浅而快，脑血流量减低，故可导致头晕目眩。寒战是由于血管收缩及竖毛肌收缩所致。肌纤维收缩频率和幅度的增加，可导致发抖或震颤。由于呼吸浅而快造成血管收缩和血中二氧化碳减少，故会产生感觉异常，如灼热或刺痛感。这种强烈的紧张或恐惧也会刺激副交感神经，引起大小便失禁。

人格脱离是指感觉不真实，对自己不熟悉或缺乏认同感。现实脱离是指主观地感觉周围环境陌生、不真实。死亡恐惧感、人格脱离、现实脱离是中枢神经系统在惊恐发作时的病理症状。

人体的结构是巧妙的，上面提到，副交感神经的作用与交感神经相反，它可使身体平静、镇定下来，用以平衡身体对紧急状况的反应。副交感神经可使心率和呼吸减慢、肌肉松弛、血液循环正常，由此，精神状态得到控制。

五、中医对惊恐症的认识

首先，让我们简述中医的基本概念。

1. 阴、阳、气、血、精、津液、神

阴阳学说是古人用来解释自然现象的，它也是中医的理论基础。阴阳是对自然现象中两个对立的事物或一个事物中两个对立面的概括。阴和阳既是相互对立的又是相互依存的。比如昼与夜、寒与热、动与静，都是事物对立的两个方面，但它们是互相依存的，没有昼就无所谓夜，没有寒就无所谓热，没有动也就无所谓静。阴阳不是绝对的，不是静止不变的，而是互相消长与转

化的，比如昼夜、寒暑的变化即是。

中医运用阴阳理论对人体结构和功能等进行划分，作为诊断、治疗和用药的归类方法。

（1）人体的组织结构：背为阳、腹为阴，脏为阴、腑为阳，等等。

（2）人体的生理功能：功能为阳，物质为阴。生理机能以物质为基础，而物质的代谢又依赖于机体的功能。"阴阳平秘，精神乃治，阴阳离决，精气乃绝。"

（3）人体的病理变化：阴阳即物质和功能须保持动态平衡，否则就会出现阴阳偏盛或偏衰，人就会生病。

气、血、精、津液、神：生命依赖于脏腑的功能，而脏腑的功能又有赖于生命物质，如气、血、精、津液。在脏腑的活动中，这些物质在不断消耗，同时也在不断补充和更新。精神活动如思维、知觉和情绪都是脏腑机能活动的表现，这些表现统称为神。气、血、精、津液是脏腑机能活动的物质基础，神是脏腑机能活动的表现。当阴阳平衡、脏腑功能正常时，神是正常的；当阴阳失衡、脏腑功能失调时，神则失常；当阴阳分离、脏腑功能衰竭时，生命停止。

2. 脏腑

在中医，人体器官称为脏腑。中医的心、肝、脾、肺、肾虽与西医中的器官同名，但所代表的内容不完全相同。中医学里的器官不是一个单纯的解剖结构，而是一个系统的组织结构在全身形成的网络。让我们认识一下脏腑及其功能。

（1）五脏。

心：心在五脏中占首要地位，心主血脉，主神明，其华在面，开窍于舌，汗为心液。意即心是血液运行的动力，面与舌的色泽是血液运行功能的外部表现。神是人的精神、思维和意识，它是心的功能体现。汗液分泌与心的功能有关。

当心之气血亏损时，可见面色苍白、心悸、健忘、失眠。当神被扰乱时，可出现头晕、昏厥、人格脱离和现实脱离。心阴阳虚时可有不正常出汗。

肝：肝藏血，为罢极之本（罢音疲，耐受疲劳之意），在体为筋，其华在指甲，开窍于目，肝主疏泄条达。意即肝脏可贮存血液，调节全身血液的分布，使身体活动的部位得到血液供应。筋腱附于骨节，有赖于肝维持其生理功能。指甲为筋腱之外候，观指甲之色泽、坚脆可判断筋腱是否强健。眼睛是肝的外候，视力与肝的功能有关。

当肝气受阻及肝阴虚时，肝阳上亢，可造成头痛、头晕、耳鸣、失眠。肝阴虚可导致口干、夜汗。肝血不足则不能营养脏腑及筋腱，可导致乏力、目眩发黑、视物不清、四肢麻木、拘急、痉挛。疏泄条达指肝可调节人的精神状态，情绪抑郁、急躁易怒是肝失调的表现，疏泄亦有帮助脾胃消化功能之意。

脾：脾主运化，主肌肉、四肢，其荣在唇，开窍于口，脾主统血。脾的功能是帮助胃肠消化水谷，吸收和输布营养物质，故脾胃是人体的后天之本。肌肉、四肢、唇、口皆为脾之外候，可以借此观察脾的运化功能。脾有统摄血液的作用，即维持血液在脉管中运行不致外漏。

当脾虚时，可见食欲不振、消化不良、腹胀腹泻、疲乏无力、记忆力下降，或有出血倾向。

肺：肺主气，司呼吸，朝百脉，肺主肃降，通调水道，外合皮毛，开窍于鼻，主声音。肺主呼吸，吐故纳新，吸入的新鲜空气与来源于脾的食物之精气会于肺，由肺入心，推动血液循环，维持各脏腑组织的功能。肃降为清润肃静、下降之意，和人体水液代谢有关。肺可宣发水液精微，润泽皮肤，并通过其肃降作用经排尿系统排泄废物。皮毛、汗腺都与呼吸及排泄有关。鼻为呼吸之门户，喉咙与肺相通，和发声有关。

当肺气虚、肺阴虚时，可见呼吸气短、鼻窍不利、毛发枯干、异常出汗、口干、声音改变甚至语音嘶哑，或排尿不利。

肾：肾藏精，主发育生殖，主水，生髓，通脑，主骨，其华在发，开窍于耳与二阴。肾是人体生命的根源，即先天之本。肾藏精，精有先天、后天之分。先天之精一方面指人类生殖繁衍的基本物质，另一方面指人体生命活动及生长发育的物质根源。后天之精指五脏六腑化生出来的精气，它来自食物中的精华，用以营养全身并促进生长发育。先天之精需要后天之精的营养，才能维持生命活动，后天之精有赖于先天之精的蒸化，两者共存，相互为用。命门是肾脏功能的动力，也就是人体热能的发源地，故又称命门火。肾主人体水液代谢。髓由肾精所化生，髓能养骨，骨能藏髓，髓又通于脑，脑为髓之海。头发、两耳、前后二阴都是肾的外候。

肾气充沛，则髓精盈满，人的头脑聪敏、记忆力强、身体轻劲多力、牙齿坚固、头发光泽、听觉敏锐、大小便排泄正常。反之，如肾之精气虚衰，则记忆力减退、腰酸腿软、牙齿松动、头发枯落、耳鸣耳聋、性机能减弱、大小便失禁。

五脏是互相关联的，比如心与肾：肾为阴，心为阳；心肾相交既是水与火的互济，又是精与神的互根。心阳下降温暖肾阴，肾阴上济滋养心阳，水火既济、心肾相交。如心阳不足，肾水不化，则心悸；如肾水不足，心火独亢，则失眠、健忘、多梦、遗精等。心主藏神，肾主藏精，精是神的物质基础，神是精的外在表现。如心与肾不能互济、互根，人的精神状态就会受到影响，甚至出现惊恐症，这就是心肾不交。

（2）六腑。

胃、小肠、大肠、胆、膀胱、三焦统称六腑。脏与腑相为表里，脏为里，腑为表，如心与小肠、肝与胆、脾与胃、肺与大肠、肾与膀胱，均为相表里之脏腑。腑的生理功能是受纳和消化食物，吸收营养和排泄糟粕，运化水津和疏泄水道。

3．经络、皮部和气街

经络是人体结构的重要组成部分。经络包括经脉和络脉。十二经脉纵行于人体，与脏腑直接相通；十五络脉为经脉分支，有如网络，沟通经脉。八条奇经不与脏腑直接相通。皮部指人体皮肤浅表部位，十二皮部是十二经脉机能活动反映于体表的部位。气街，意即经气之街，是经气聚集、纵横通行的街道，是十二经脉之气集中的部位。头、胸、腹、背均有气街。

经络的功能是沟通表里、上下，联络脏腑，运行气血，抵御病邪。经络可反映病变部位，亦可成为疾病传变的通路，故可作为诊断疾病部位和性质的重要依据。在治疗上可按药物归经选方用药，亦可循经取穴，进行针灸治疗。

4．惊恐症的病因

（1）七情。七情为喜、怒、忧、思、悲、恐、惊，是人的情志活动。中医认为七情是致病的重要内在因素。七情是有物质基础的，它和五脏有密切关系：心藏神，主喜；肺藏魄，主悲（忧）；脾藏意，主思；肝藏魂，主怒；肾藏志，主恐（惊）。过度的兴奋或抑郁会伤及五脏，反过来，五脏的疾病也可以引起情志的变化。

七情致病具体的症状如下：

怒：暴怒伤肝，怒则气上，可致胸痛，呼吸急促，怒目横视，脸色青白，甚至昏厥。如气机郁滞，可出现咽喉似有物阻，咯之不出，咽之不下。郁怒过甚，思之不解，可造成精神疾病。

思：过思伤脾，思则气结，不思饮食，脾胃呆滞，失眠神呆，甚至如癫如痴。

悲、忧：悲忧伤肺，肺伤则气消，患者垂头丧气，连声叹息，极易哭泣。

恐：恐则伤肾，恐则气下，可致二便失禁。

惊：惊则气乱，人受惊吓，目瞪口呆，彷徨失措，心神受扰，心慌意乱，情绪波动。

喜：过喜伤心，可致气缓，神志失常。

由于心藏神，心主神明，所以七情所致病理变化均与心有关。

生活中有很多因素可使人紧张，如天灾、人祸及日常生活压力，这些因素或突发或累积，导致五脏六腑气血阴阳失去平衡，最终可引起神明受扰，惊恐症发作。

（2）缺乏劳逸结合，使气血津液消耗过度。长期过度劳累，不注意劳逸结合，可大量消耗气血津液，各脏腑不能得到足够的气血滋养。过度舒适享受，也会造成气血阻滞。五脏藏神，五脏受损则气阴虚，神明受扰，惊恐发作。

（3）患病或手术后缺乏休息和调养。患病、手术、经受有副作用的治疗（如化疗、放疗），或出现较大的生理变化如分娩、更年期等，都可以引起身体阴阳气血的变化。在这些条件下身体的能量被消耗，如果没有得到足够休息和适当营养，就会造成气虚血虚，阴阳失衡，神明受扰，惊恐发作。

5. 惊恐症的中医辨证

惊恐症为以上各种致病因素导致的脏腑阴阳气血失调，涉及肝肾阴虚、心肺脾气虚、肝郁气滞、心肾不交、神明受扰。

心气阴虚、心阳不足可造成心悸、健忘、失眠、汗出、心神不宁；肺气阴虚则呼吸急促、汗出；肝气不疏，气机受阻，则喉哽、窒息、胸痛；肝阴血虚，肌腱失之濡养，则四肢颤抖，肢端受血减少，可发生感觉异常；肝肾阴虚，肝阳上亢，则头晕、头轻，甚至昏厥；阴虚则潮热，气虚兼阳虚则发冷寒战；胃气不降反而上逆，则恶心；肝气不疏、胃气不降则呃噫；脾气虚，则腹胀、腹部不适；肾之精气虚弱可致小便失禁，强烈的恐惧、濒死感来自肾气受损；心肾不能阴阳互济、精神互根，则出现失眠、健忘、多梦。神是五脏功能活动的外在表现，五脏气血阴阳受损，则心神被扰，可致人格脱离、现实脱离、失去自我控制甚至疯狂。

以上讨论了惊恐症的成因和病理变化的实质，如果我们能使脏腑功恢复正常并互相平衡，心神即可恢复正常。如何调节脏腑功能呢？答案是通过经络系统之皮部。

治疗部位在背部膀胱经上，在这个部位有很多重要的穴位，诸如肺俞、心俞、厥阴俞、督俞、膈俞、肝俞、胆俞、脾俞、胃俞、三焦俞、肾俞、气海俞、大肠俞、关元俞、小肠俞及膀胱俞等（图1-6）。这些穴位统称为背俞穴，它们既是脏腑经气活动反映于体表的重要部位，即皮部，又是上面提到的背部气街，即脏腑经气运行的主要通道，十二经脉之气集中的部位。浅刺这一部位，刺激必可达脏腑，调节其功能，并使脏腑达到新的平衡状态，从而使神志恢复平静。

除了背部之外，大腿、小腿后亦属膀胱经之皮部，此处皮肤比较敏感，故不用梅花针叩刺。在自我治疗中可选用大腿前部，因为此处操作方便。我和患者做了大量试治，效果明显，并不亚于选用背俞穴，其机制可能是络脉的联系功能所起的作用。

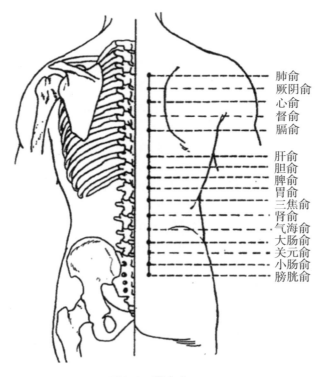

图 1-6　背俞穴

肺俞
厥阴俞
心俞
督俞
膈俞

肝俞
胆俞
脾俞
胃俞
三焦俞
肾俞
气海俞
大肠俞
关元俞
小肠俞
膀胱俞

六、中西医结合——背俞穴和交感神经节的关系

背俞穴是呈节段性分布的，其位置与交感神经节在交感干上的分布有相似之处。从功能上来看，背俞穴也有节段性特点，比如肺俞主要治疗呼吸系统疾病，心俞主要治疗心血管系统疾病，这也与交感神经节相关。

如图1-7所示，右侧是交感干及在其上的交感神经节，左侧是背俞穴的位置。支配同一器官的交感神经节与背俞穴几乎位于同一水平，从功能上来讲，它们支配同一器官。在我看来，背俞穴是交感神经节在皮肤上的代表区或投影区。因此，可应用背俞穴来调节交感神经的功能状态；也就是说，当交感神经过度兴奋时，我们可以刺激它在皮肤上的代表区，即背俞穴，以使其冷静下来，恢复正常状态。当我们在背俞穴区域皮部用梅花针叩刺治疗时，刺激信号通过传入神经达到交感神经节，再从交感神经节传出纤维到达各器官，以调节其功能；或者说，背梅叩的刺激从皮部经络脉到经脉，从而调节脏腑功能。当交感神经的兴奋性减低，与副交感神经再度平衡时，惊恐症即消失。

让我们用表来说明惊恐症的形成与交感神经系统的关系，以及背梅叩的作用。表1-1说明了压力与交感神经兴奋水平的关系。日常压力代表日常生活中所受的压力，它来自工作、家庭的日常生活。重压力指超常的严重事件所带来的压力，如疾病、手术、亲人去世、失业、失恋、被强奸、被盗、战争、瘟疫及天灾（地震、海啸、台风、洪水、火灾等）。以上这些压力都可以提高交感神经的兴奋性。当压力强度不大或没有累积时，交感神经

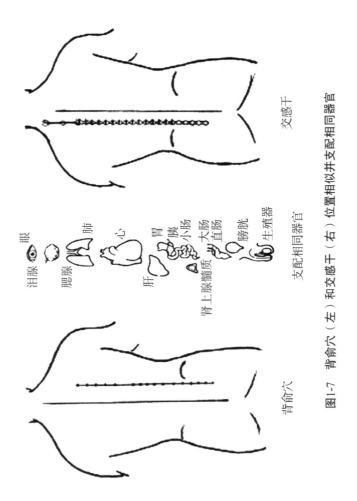

图1-7　背俞穴（左）和交感干（右）位置相似并支配相同器官

处于平静状态，当压力稍强或有一定程度累积时，交感神经处于紧张水平，当重大压力发生或压力长期累积时，交感神经过度兴

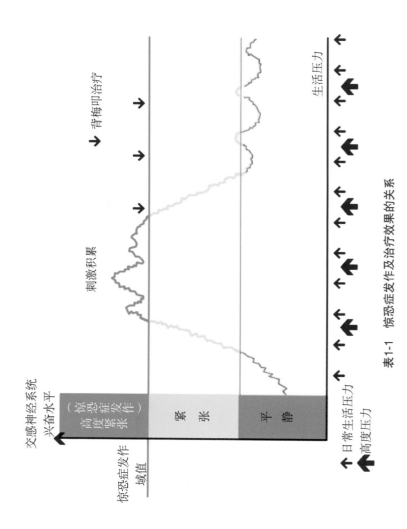

表1-1 惊恐症发作及治疗效果的关系

奋，超过其所能承受的域值，惊恐症即可发作。

当我们给患者做背梅叩治疗时，交感神经可从过度兴奋状态恢复到平静状态。由于日常生活的压力是每天都存在的，且多次压力可产生累加效应，故治疗应该是经常性的。不管是否有过惊恐发作，每个人都可定期自我治疗（如使用玉石锤），以防止压力积累，增进身体健康，提高身体抗病能力，让生活更有品质。

参考文献

［1］上海中医学院. 针灸学［M］. 香港：中国图书刊行社，1985.

［2］程辛农. 中国针灸［M］. 北京：外文书店，1999.

［3］北京中医医院，北京卫生职工学院中医部. 实用中医学［M］. 北京：北京出版社，1988.

［4］祝总骧，郝金凯. 针灸经络生物物理学［M］. 北京：北京出版社，1989.

［5］陈贵廷，杨思澍. 实用中西医结合诊断治疗［M］. 北京：中国医药科技出版社，1991.

［6］SCHMIDT R F, THEWS G. Human Physiology［M］. Berlin, Heidelberg, New York：Springer – Verlag，1983.

［7］KAPLAN H I, SADOCK B J. Comprehensive Textbook of Psychiatry［M］. Sixth Edition. Philadelphia：Lippincott Williams & Wilkins，1995.

［8］WEST J B. Basis of Medical Practice［M］. Twelfth Edition. Philadelphia：Lippincott Williams & Wilkins，1991.

［9］PORTH C M. Pathophysiology［M］. Fifth Edition. Philadelphia：Lippincott – Raven Publisher，1998.

第二章 微针系统磁疗法——耳穴磁疗、头皮针穴位磁疗

一、耳穴磁疗简介

用磁场治疗疾病、增进健康的方法称为磁疗。有两种不同类型的磁疗。一种是永磁体疗法，另一种是电磁疗法。用永磁体贴于穴位上的治疗方法称为穴位磁疗，它是针灸疗法的一个分支。换句话说，采用任何能量刺激穴位或经络以预防和治疗疾病、增进健康的方法都属于针灸疗法的范围，穴位磁疗亦不例外。在外耳选择穴位贴磁片以治疗疾病或解除症状的方法称为耳穴磁疗（简称"耳磁"），它是耳穴疗法与磁疗的结合。

大约 2000 年前，中国人就已用磁性物质内服或外敷治疗关节炎、耳鸣、耳聋、不育及咽喉疾患，并用磁疗扶正祛邪。至今，我们仍可以找到传统的含有磁性材料的药方或治疗器材，如耳鸣左磁丸可治疗耳鸣耳聋，紫雪散可治疗儿童发热惊厥，磁枕可治疗失眠。

虽然磁疗具有悠久的历史，但只是在近年来才得到广泛应用。由于科学技术的进步，高质量磁疗产品的出现推进了它的使用，如磁床垫、磁鞋垫、磁护膝、磁水杯、磁项链、磁手镯、磁耳环……磁疗帮助很多人祛除疼痛，放松肌肉，恢复健康。中国磁疗专家陈植著有《磁疗法》一书，书中谈及的穴位主要是在

躯干及四肢。

1995 年，我接诊了一个严重糖尿病患者，他的足趾已感染坏死，医生建议截肢。我用磁片贴于其左耳使其血糖降低，避免了截肢。

为方便患者自我治疗，我设计了耳磁降糖盒、节食盒、安眠盒、止呕盒、牵正盒、降眼压盒、稳心盒、肾功盒等。在每一种盒子里，患者都可以找到治疗相应疾病的一切磁疗用品及说明书。这些盒子不仅给患者带来了很大方便，而且有效地降低了医疗成本。

1．耳穴磁疗的适应证和禁忌证

1）适应证：有相关症状和疾病且除外禁忌证。

2）禁忌证：

（1）惊恐症。耳磁可使这些患者精神紧张或诱导惊恐发作。

（2）身体内装有心脏起搏器、除颤器或其他电池驱动装置。

（3）使用助听器。耳磁可使助听器失效。

（4）妊娠。

（5）出血性疾病。

（6）使用抗凝血药物，如肝素、香豆素、华法林、泼尼松等。

（7）高压电环境。

（8）肿瘤。不能把磁片贴于肿瘤及其附近。

（9）耳鸣。

注意：任何人在做 X 线、CT、超声波、磁共振（MR）前应将磁片从身体各部位摘除，检查完毕后再将磁片贴上。在使用耳磁过程中如感头晕、恶心、乏力、嗜睡、心悸、紧张不安、失眠应立即停用。对磁片有皮肤反应者，如耳局部发热、痛、痒、出水疱、出现瘀血应停用。儿童不宜使用耳磁，且应避免儿童接触磁片。磁片要放在儿童不易发现的地方，因为他们好奇心强，会拿磁片当玩具，有可能误食、误吸造成危险。

2. 耳磁的使用注意事项

（1）选穴宜少，两个磁片之间要有适当距离。外耳是一个很小的区域，而磁片又是会互相吸引的，所以耳磁治疗选穴越少越好，如两个磁片离得太近，磁片互吸，可能贴在一起，失去应有的位置，达不到理想的治疗效果。

（2）磁片可反复使用，磁的强度须适当。由于临床上所用的磁片大多是永磁体，故可反复使用，不要丢弃。磁片的磁强度、大小、数量应根据治疗的目的、部位及患者的耐受性而定。磁的强度有 200Gs、800Gs、3500Gs 的，其中 800Gs 的较普遍，形状一般是扁圆形的，也有正方形或长方形及其他形状的。

（3）磁片的表面和极向：磁片的表面可以是镀镍、镀金或其他物质的，也可以只是表面抛光的磁片。磁片表面不应涂有伤害皮肤的化学物质。有人认为镀金的一定好，其实不然，有些人的皮肤对金有反应。化学物质刺激皮肤可造成疼痛、红肿、溃疡、感染。耳的感染是不易治愈的，故选磁片要慎重，并告知患者一旦感觉不适，应立即将磁片拿掉并及时通知医生处理，不要等到下次就诊时再处理。镀镍与抛光磁片对皮肤刺激小，应为首选。磁片 N 极应朝向皮肤。

（4）同一穴位不要耳前后均贴磁，不要用夹式磁耳环。磁疗是运用磁场作用于穴位来调节人体功能的，不是用压力作用于穴位的，故没有必要在一个穴位上耳前后各贴一磁。如将耳夹于两磁之间，血流可被阻断，造成局部坏死，故应切忌。

（5）耳磁片是用低过敏胶布贴于耳表面的，故要选择质量好的胶布。这种胶布既可以使耳磁较牢固地贴于耳表面，又不会对皮肤造成刺激。选择胶布也是至关重要的一步。

（6）因为耳磁治疗是自我治疗，因此患者本人最好有意愿和能力照顾自己，尤其是在没有人可以依靠的情况下，应自己贴磁片。有些人对自己贴磁片没有足够的信心，故放弃。其实这是没有必要的，因为磁片是有一定磁场面积的，它可以覆盖整个耳甲腔或耳甲艇，故贴磁位置稍偏也有作用。当然还是要尽量贴在穴位上。我从来都是鼓励患者自己换胶布、贴磁片，尽量避免依赖他人。但我也不拒绝每周来一次让我换磁片者，我每次都给予示教，他们来几次就会进行自我治疗了。

二、关于糖尿病治疗

治疗糖尿病的宗旨就是降血糖，降低升高的血糖使其恢复并维持在正常或接近正常的水平。这样血糖就不会损伤人体组织，也不会产生并发症。

1. 西医治疗

包括饮食及体重控制、运动治疗和药物治疗等。饮食及体重控制包括总热量、碳水化合物、蛋白质、脂肪需要量及脂肪种类的控制，食谱计算和进食时间控制等。运动治疗包括运动种类、运动量、运动强度及时间的选择。药物治疗包括口服降糖药或使用胰岛素。口服降糖药可刺激胰岛细胞分泌胰岛素，并增进胰岛素的利用，或减少葡萄糖在肠道的吸收、抑制肝脏释放葡萄糖从而降低血糖。使用胰岛素是通过注射胰岛素来补充患者体内胰岛素的不足，可有效地治疗 1 型糖尿病，对 2 型糖尿病也有一定作用。此外，激光手术用于治疗糖尿病视网膜病，肾透析用于治疗肾功能衰竭，抗生素用于治疗感染，手术截肢用于治疗下肢坏疽。

2. 中医治疗

中医治疗包括中草药治疗、针灸治疗、饮食疗法、体育疗法。1300多年前，我国唐代名医王焘所著的《外台秘要》里记载，其祖父母、父母、子女及他本人长期患多种疾病，其家庭成员有遗传性消渴病（家族性糖尿病）的可能性很大。王焘本人更是病弱之躯，但其寿命竟达85岁，而当时人的平均寿命仅为59岁。他在《外台秘要》中写道："能治之于未病之先，与夫一匕回生，能治之于已病之后，皆是先圣先贤当日殚竭之心思，皆是医国医人当日素具之方略，懦者明理，奈何不亟亟讲求。"王焘的"治未病"与"治已病"调理养生之道，是我们应该重视的。其养生治疗方法是："禀生受形，咸有定分，药石其如命何？吾是非之，请论其目。夫喜怒不节，饥饱失常，嗜欲攻中，如此之患，岂由天乎？"（《外台秘要·序》）即养成良好的生活习惯，定时定量控制饮食，节制欲望，保持乐观情绪是预防和治疗糖尿病的先决条件，再配合以药物才能有效。在饮食方面他又提出"先候腹空，积饥乃食"，不同意无限制地进食，主张"食欲得少而数，不欲顿而多"。意即要少食多餐。王焘将消渴分为14种证型以辨证论治，并汇集消渴专方177首。

3. 中西医结合疗法

中医疗法和西医疗法并不矛盾，可以结合在一起使用，相辅相成。

20世纪80年代以前在我国很少见到糖尿病。随着生活水平的提高、饮食的丰富，加之生活节奏变快，糖尿病已成为威胁人们健康的一大病患。生活条件的优越，使有些小孩吃成小胖子。

治未病、治已病成为当务之急。

在巴尔的摩市，我见到了第一个向我求治的糖尿病患者。他患糖尿病已有 20 年。由于坏疽的发生，他的左腿已经被锯掉。来就诊时，他的右腿已感染、化脓，脚趾、足跟有五处坏疽。由于使用抗生素未能控制感染，医生停用抗生素，准备截肢。患者不甘心再锯一条腿，因此到我的中医门诊求治。

他的血糖常在 200mg/dL 以上。他来就诊的那个星期，血糖平均为 240mg/dL。我将一个小磁片贴于他的左耳，第二天，他的血糖降到 120mg/dL，几天后感染的腿发出的恶臭大大减少。他去医院检查腿的血流量，惊讶地发现血流量增加了 30%。恢复使用抗生素后，他的感染逐渐痊愈，坏疽脱落、组织新生，他的右腿保住了。我随访 6 年，他的血糖维持良好，右腿健康。

在左耳上放一个小磁片可以降糖，这引起了电视台的注意。巴尔的摩市一家电视台的人访问了我和患者，并播出了"耳磁治疗糖尿病"的节目。事后许多糖尿病患者来找我，我得到用这种新方法治疗糖尿病和观察疗效的特许，于是我就做了耳磁治疗糖尿病的效果试验。经过 1 年的免费治疗，我证实这是一个降低血糖的好方法。

4．耳穴磁疗（降糖盒）治疗糖尿病

1）适应证：

（1）经西医诊断为糖尿病，且希望中西医结合治疗者。

（2）糖尿病患者服降糖药或使用胰岛素血糖控制不理想。

（3）糖尿病患者服降糖药或使用胰岛素治疗效果不理想，且有并发症。

（4）糖尿病患者服降糖药或使用胰岛素效果良好，但希望减少药物用量。

（5）糖尿病前期。

肥胖多食但无糖尿病者，可进行耳穴磁疗节食（参照使用节食盒）。

2）禁忌证：与前述耳穴磁疗的禁忌证相同（见第 31页）。

3）降糖盒的组成：

（1）1 个塑料耳。耳上标有以下穴位（图 2-1）。

胰腺：为治疗糖尿病的主穴，可调节胰岛素的分泌。糖尿病患者的胰腺点可有水肿、色变白或变红，或有结节（图2-2）。

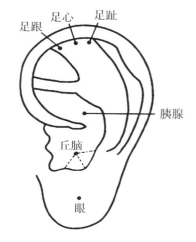

图 2-1　治疗糖尿病及其并发症的耳穴

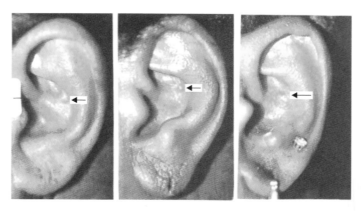

图 2-2　糖尿病

患者耳胰腺点水肿、色变红或变白，或有结节。

丘脑：可调节胰岛素分泌，控制食欲。下丘脑有饥饱控制中心。

眼：用于治疗眼疾。

足跟、足心、足趾：用于治疗足部疾患。

降血糖用左耳胰腺点和双耳丘脑。如有眼或足的并发症，加用眼或足。磁片一般贴于耳前穴位上，也可贴于耳后相应部位，但不可于同一穴位耳前、耳后各贴一磁片。

（2）磁片。磁片大小及强度不等。直径从 0.2～0.5cm 不等，强度从 200～3000Gs 不等。用 800Gs 者较为普遍。磁片为永磁体。磁片北极朝向皮肤。

（3）低过敏防水胶布。用高质量胶布可以避免伤害耳部皮肤。胶布防水，患者可以淋浴。因耳穴部位面积不大，故使用椭圆形或近椭圆形胶布较为方便，其他形状胶布亦可。

（4）使用说明书。说明书上有以下文字。

使用前患者耳部皮肤需清洗干净，尤其是不能有油垢。洗耳可用热水及肥皂。70% 的酒精有脱脂及清洁皮肤作用，可用消毒棉球蘸少许擦耳部皮肤。清洁后待皮肤干燥后再进行下一步操作。

贴磁片前，手要洗净，以避免手指油垢、粉末粘于胶布上。

取胶布，将磁片放于胶布中央，然后贴于耳穴上。眼点可贴于耳垂后中点位置，不要用夹式耳环。

千万不要在同一耳穴前后贴磁片。耳磁用的是磁场而非压力，于同一耳穴前后贴磁片可阻断血液循环，造成组织坏死，难以治愈，切忌！

磁片可贴于耳穴上 1 周或更长时间。换磁片时，将胶布及磁片取下，弃胶布，清洁耳部皮肤，清洁磁片，再用新胶布将磁片贴于耳穴上。磁片是永磁体，可反复使用。

4）治疗程序：

（1）发现患者：患者可因广告、口碑或其他疾病就诊时发现。患者必须为西医确诊为糖尿病且仍在看西医者。

（2）预约：预约时要求患者就诊时携带最近一周空腹血糖测定记录，如有餐后 2 小时血糖记录也要带来。要求患者从自己的西医那里取得最近一次糖化血红蛋白（HbA1c）检测结果。

血糖测定结果应记录在纸上，不要凭记忆口述，也不要拿着手机口述。有人测完血糖，记录血糖时会将血迹弄在记录纸上，这样做不可取，记录纸上不应有血迹。

（3）就诊：通过望、闻、问、切了解患者的病史、病情及家族史，并对患者进行体检。

如患者符合耳磁适应证，则向患者介绍耳磁的功能及用法。患者同意治疗后开始治疗。用 70% 酒精棉球消毒双耳穴位处皮肤，待皮肤干燥，将磁片贴于耳穴部位，边做边示教。

磁片要在耳上停留 7 天，每天 24 小时，洗澡时不必取下。交给患者耳磁治疗观察表（表 2-1），并解释如何使用观察表。嘱患者每天测试清晨空腹血糖并记录。如有条件测餐后 2 小时血糖。

如患者已用口服降糖药或胰岛素，可不必停药。如经耳磁治疗血糖降低，则适当调整用药量，以防低血糖。每天药量应记在观察表上。磁片是否位于耳穴上更应有记录。如生活中有特殊事件发生如情绪明显变化及感染等亦应记录。预约 1 周后复诊。

（4）复诊：1周后，患者需带耳磁治疗观察表及降糖盒复诊。首先比较耳磁治疗前后的血糖水平。将每周空腹血糖数平均，然后比较。如有血糖降低告诉患者降低了多少，使患者看到成绩受到鼓励，然后清洁消毒耳穴皮肤，换新胶布，再贴磁片，同时示教。

如患者血糖不下降，或虽下降但还不够理想，则应帮助患者找出原因。如患者认为饮食仍有问题，则给予饮食治疗，给患者饮食日记表（表2-2），记录每天进餐时间、具体内容、热量计算，下周来诊时交表，和患者一起分析饮食中的问题。分析中要重视饮食总量、总热量，碳水化合物、蛋白质及脂类的比例，并注意患者是否有偏嗜。我曾见一患者每天喝6次菠萝汁，他说这是他的爱好，我让他每天只喝1次菠萝汁，他的血糖立即下降。

5）病例报告：

病例1：耳磁降血糖，避免截肢。

这是我的第一个患者，男，59岁，患2型糖尿病20年。由于足部坏疽，左腿已切除。1995年5月，他来我门诊就诊，要求挽救他的右腿。当时，他的右小腿及右足红肿，多处溃疡，流黄脓，气味难忍，有多处坏疽，较大的在足跟处（3cm×1.9cm）和第四足趾处（1.5cm×0.7cm），大趾及二趾亦有坏疽。他的医生给他的诊断是右腿严重晚期动脉阻塞。由于应用抗生素未见任何效果，他的医生决定停用抗生素并准备手术切除右腿。他当时每天早晨用28U的常规胰岛素，晚上用15U的中效胰岛素（NPH），清晨空腹血糖为240mg/dL，晚上饭后4小时测血糖也高于200mg/dL，这种情况已持续了1年。

表 2-1 耳磁治疗观察表

日期	时间	血糖	胰岛素名称、剂量	口服降糖药名称、剂量	其他药物	耳磁应用	特殊事件
	上午						
	上午						
	上午						
	上午						
	上午						
	上午						
	上午						
	上午						
	上午						
	上午						
	上午						
	上午						
	上午						
	上午						

本周血糖平均值：
空腹血糖：
饭后 2 小时血糖：
本周用胰岛素平均值：
本周用口服降糖药平均值：
糖化血红蛋白/%：

表2-2　饮食日记表（包括饮料）

日期	具体时间 *	进食种类及量	相当于热量/cal	总热量/cal
	早餐			
	午餐			
	下午茶			
	晚餐			
一天总热量/cal：				
* 请添上具体时间，如早 8 点，午 12 点，晚 6 点				

　　我给他用针灸及草药熏洗右腿 1 周无效。当时我想，如果血糖降不下来，这个病是没法治了，只好截肢。于是，我在他的左耳胰腺点贴了一个 2500Gs 的磁片，并嘱其继续用胰岛素，并每天观察血糖，如在 1 周内无效，只好回医院截肢。第二天，他的血糖降到 120mg/dL，为此他减少了胰岛素用量，早晨用 15U 的常规胰岛素，晚上用 10U 的 NPH。1 周后，右腿明显消肿，臭味明显减少。经医院测量右腿血流量增加了 30%。因为这种明显的血管重建现象，他的医生打消了截肢的计划，又重新恢复了抗生素的应用。此后，患者持续用耳磁，每天 24 小时，每周 7 天。只要用耳磁，血糖就正常或接近正常。如果有一天不用，血糖就升高。1 年后坏疽逐渐脱落并为新生组织填补。

　　有一位医生和我争论，他说："降血糖需要胰岛素，治疗腿部感染需要抗生素，你是混淆了。"在我看来则不然，患者已经用了胰岛素，但血糖仍居高不下，达到 240mg/dL；抗生素已用，但未能控制感染，这是外科医生停抗生素、准备截肢的原因。这个结果是由于血糖没有得到控制，腿和足的血液循环不足，抗生素不能到达腿和足，就起不到抗菌作用。同样，血液循环中的免疫成分不能到达病所——腿和足，就难以发挥免疫作用。用了耳磁之后血糖降了一半，腿血流量增加了30%，感染有所控制，这时候，再加上抗生素，才可以事半功倍。"治病必求其本"，对于糖尿病，降血糖是关键，血糖高时，感染很难治愈。也就是说，要想治疗糖尿病并发症，首先要控制血糖，否则很难奏效。治病要抓住纲，纲举目张，对于糖尿病，降血糖就是纲。将血糖降至正常或接近正常，才有可能谈及治疗并发症。如果患者用了降糖药或胰岛素，血糖仍高，就要再想办法降糖，耳磁就是一个极好的选择。

病例 2：糖尿病并发视网膜病变及青光眼。

1996 年 12 月，一位 78 岁老太太在女儿的"怂恿"下来我诊室看病，她女儿告诉她："耳磁可以治疗糖尿病。"她对我说："我这个小疯子女儿劝我来试试，我不好意思拒绝她，我就来了。我想我最差是得不到什么结果，但最起码不会更坏吧！"

23 年前当她 55 岁时，在一个短时期内，她的体重下降了约 12.25kg。她被诊断为 2 型糖尿病，并开始使用口服降糖药，后来使用胰岛素。当她来我诊室时，她已使用胰岛素 17 年。8 年前做过白内障切除术，她的双眼患糖尿病视网膜病已 10 年。由于视网膜有出血及渗出，在近 10 个月内，她接受了 4 次激光手术以改进视力。她的双眼均患有开角型青光眼，需用眼药治疗。她患有高血压，曾有一次轻度中风，恢复良好，有轻度心肌梗死。由于腰椎狭窄，她有腰痛并放射到右腿，右腿活动困难，故需腰椎手术，但由于血糖控制不好，医生担心术后恢复困难，故没有给她做手术。

我用无磁性的金属片贴于患者左耳胰腺点和左右耳丘脑点，维持 7 天，并每天测清晨空腹血糖，这 7 天的血糖值是 194 ± 15mg/dL。然后换下无磁性金属片，用 2500Gs 磁片贴于上述 3 个耳穴，维持 7 天，并每天测清晨空腹血糖，结果血糖降至 136 ± 10mg/dL。无磁性金属片和磁片治疗数据经统计学处理 $P <$ 0.005，具有统计学差异。与此同时，她的胰岛素用量也有所变化，当她用无磁性金属片时，每天用 32U 常规胰岛素加 20U 中长效胰岛素，当她用磁片时每天用 23U 常规胰岛素加 21U 中长效胰岛素。从此从后，她用了 4 年半耳磁。在 1997 年、1998 年、1999 年、2000 年、2001 年，她的清晨空腹血糖平均值分别是 138 ± 31mg/dL（$n = 48$），117 ± 26mg/dL（$n = 48$），124 ± 21mg/dL（$n = 40$），126 ± 30mg/dL（$n = 36$），132 ± 20mg/dL（$n = 14$）。她的糖化血红蛋白在 1996 年耳磁治疗之前是 10%。在耳磁治疗期间，1997 年是 7% 和 6.5%，1998 年是 8.2%，2000 年是 7.4%。由于血糖控制比原来有所进步，她的医生给她做了腰椎手术，术后恢复良好。

为治疗糖尿病视网膜病，我给了她一对磁耳环戴于耳垂中央——眼点。3 个月后，眼科检查未再发现明显黄斑水肿，只看见双眼散在的渗出，这多是激光手术的结果，因为耳磁治疗前她曾在 10 个月内做了 4 次激光手术。由于耳磁的应用，她的糖尿病视网膜病处于非活动期。耳磁治疗前，她每 3 个月就要去眼科医生那里就诊，耳磁治疗后，她每半年甚至 1 年才需看 1 次眼科，而且从此再未做过激光手术。针对她的青光眼，我用 2500Gs 的磁片贴于她的双耳降压穴，并每 3 周做 1 次耳垂放血。在治疗之前的 1996 年 12 月，其双眼眼压分别是 25mmHg 和

27mmHg。在治疗期间的 1997 年，其双眼眼压均是 15mmHg，在这期间她没有换眼药。之后她停了耳放血 1 年多，双眼眼压又升高至 20mmHg 左右，再行耳放血，双眼眼压又降至 16 mmHg 和 18mmHg。由于磁耳环夹耳垂较紧，出现瘀血，故换了一个 2500Gs 的磁片贴于耳垂后眼点处。耳磁加耳放血可有效地降低青光眼患者眼压。

这位善良的老太太活到了 85 岁。她的女儿给我写了一封优美动人的信，以纪念慈母的一生。

6）患者来信：

来信 1：我患糖尿病 15 年，用胰岛素 10 年。我的血糖波动很大，晚上常高于 200mg/dL。我的朋友建议我去找陈医生。我接受了一种特殊的治疗——耳磁治疗。两周内，我的血糖平稳了，平均为 115～150mg/dL，并持续好转。有意思的是，这种治疗的"副作用"是使我秃了 20 年的头顶长出了头发。这期间，我没用任何促头发生长的药。

注：血糖降低了，末梢血液循环改善了，头发就生长了。这再一次说明，治疗糖尿病并发症，降血糖是关键。

来信 2：当我第一次到陈医生诊室看病时，我的糖尿病已明显失控，血糖波动很大，低的时候是 190mg/dL，高的时候达 360mg/dL。毋庸置疑，我十分担心高血糖对我健康的损害。陈医生用耳磁给我治疗。时间不长，我的血糖明显下降到 97～104mg/dL。我开始担心血糖会不会太低，我减少了药量。在耳磁治疗前，我每天用 5 片二甲双胍，耳磁治疗期间我每天只用 1 片。

近来，我试着停用耳磁 2 周，我的血糖就慢慢地升了上来，最后达 200mg/dL 以上。当我又用上耳磁后，我的血糖就又降至正常水平。这说明耳磁确实可以降血糖。我非常感激陈医生给我的治疗，同时，我也意识到耳磁治疗需要一定程度的持续性。

注：到底要治疗多长时间？因人而异。如耳磁治疗使血糖稳定下降至理想水平，可停用一段时间，以保持穴位的敏感性并避免造成耳痛，也可以换穴位使用，如用左耳胰腺点加右耳丘脑，或只用左右耳丘脑，停用期间一定要观察血糖水平，以了解病情，决定是否恢复治疗。

三、细谈糖尿病及耳磁治疗

许多人知道针灸可以治疗疼痛、恶心、失眠、视力障碍，甚至偏瘫，但很少有糖尿病患者寻求用针灸降血糖。绝大多数针灸医生的广告中没有写可以治疗糖尿病。

如前所述，我收治的第一个糖尿病患者，经耳磁治疗后，很快血糖下降，最终避免了截肢。由此，口碑传播，我和这个患者也因此上了电视。此后，我用1年的时间免费治疗了30余人，效果良好。为方便患者，我设计了耳磁降糖盒并写了讲义。当听说耳磁可治糖尿病时，人们将信将疑，但还是有人想试一试。他们的想法是：去试一下，即便治不好，也不会治坏。治疗的结果使他们感到惊喜，很多人血糖很快下降，症状明显好转，健康水平有了极大提高。

我的一位资历深厚、很有成就的朋友说："一个简单的方法可以治疗一种复杂的疾病，那它就是最好的方法。"有些医院的医生不断给我介绍糖尿病患者。美国糖尿病协会巴尔的摩分会请我去参加展览会，向患者介绍耳磁疗法。有的医院办讲座，邀请我给医护人员和患者介绍这一疗法。我曾去夏威夷讲课，有一个美国医生陪着我及同行人员走了好几个城市举办讲座，患者踊跃要求治疗。最有意思的是，我离开夏威夷之后，这位医生用我的方法治疗了10个患者，成功率达80%。同行和患者的信任，使我深受鼓舞。

患者常问以下问题：治疗糖尿病用哪个穴位？多长时间可以治愈？不用胰岛素行不行？停服口服降糖药行不行？糖尿病是一种比较复杂的慢性病，需要医生和患者双方都对此病有正确的了解，并付出长期不懈的努力，才能达到最好的治疗效果。这个工作是非常细致的，但只要你了解并学会这些知识，做起来并不是很困难。

有的医院给患者组织免费的系列讲座，患者下班后到医院听讲座。每次讲座请一名专家，如内分泌医生、内科医生、心血管科医生、眼科医生、足医、泌尿科医生、针灸医生、营养师、心理医生及护士，每人一讲，每讲1～2小时，隔周1次，每年两个系列讲座，讲座内容与时俱进。听众中有新患者也有老患者，有些患者年年都来、每讲必到，简直快成为糖尿病"专家"了。有的患者能提出极有水平的问题。讲座也欢迎患者家属参加，因为他们可以给患者更多理解和支持。

我记得有一位护士讲饮食及营养，她列举了生活中很多不正确的饮食习惯，有一堂课是饮食采购示教。她带我们去超市，教大家如何阅读商品上的营养说明，并告诉大家有些饭馆的菜谱上也有注明卡路里含量，点菜时要注意阅读，这一讲让大家很有收获。有一位营养师带来1：1大小的食物塑料模型，从感观上帮助我们认识多少食物含多少热量，每顿饭应吃多少、如何搭配，亦让人很有收获。知识就是力量，尤其是对于糖尿病患者及其家属来说，掌握这些知识是十分必要的。讲座最好在医院的教室或礼堂举行，除水外不要备饮料和食物，不要在餐馆办讲座。

糖尿病是一种比较严重的慢性疾病。它的并发症可使患者痛苦不堪，严重影响其生活质量，甚至威胁患者生命，且治疗费用昂贵。我希望我的简便治疗方法在患者能掌握充分知识的前提下，助他们一臂之力，控制血糖、减少并发症、延长其寿命。我的治疗方法在很大程度上是在医生指导下的患者自我治疗、观察和记录，所以患者必须掌握足够的知识才能做到有效。

1. 什么是糖尿病及糖尿病的流行病学

糖尿病是一种与遗传基因有关的全身慢性代谢性疾病，是由于体内胰岛素绝对或相对不足而引起的糖、脂肪和蛋白质代谢的紊乱。任何年龄均可发病。发病率随年龄的增长而增高，发病高峰在 50~70 岁，男性多于女性。儿童亦可发病。

中国多次进行过全国范围的糖尿病流行病学调查。1980 年中国 14 个省市 30 万人的调查资料显示，糖尿病患病率为 0.67%；2010 年的调查显示，中国 18 岁以上人群糖尿病发病率为 9.7%。2017 年美国医学会杂志（JAMA）发表的中国糖尿病流行病学最新数据显示，中国成人糖尿病患病率为 10.9%，糖尿病前期发生率也高达 35.7%。根据国际糖尿病联合会的数据，中国 2014 年糖尿病患者数为 9629 万人，居全球首位，其次为印度（6685 万人），再次为美国（2580 万人）。

中国糖尿病患病率有逐年递增的趋势。不同地区和人群之间的患病率也有所不同。1980 年患病率城市高于农村，2003 年上海的调查显示，农村新诊断病例（69.3%）高于城市（47.6%）。

中国 2 型糖尿病患病率随年龄增长而增加。2002 年患病高峰为 70~89 岁，但患病年龄峰值逐渐提前。2003 年上海的调查结果显示以 45～49 岁年龄段患病率的增长最为显著。2002 年的调查结果显示，全国儿童、青少年的患病率有增长趋势。男性患病率高于女性，且男性患病率的增长高于女性。身体中心性肥胖者发病率高。中等收入家庭患病率高于低收入和高收入家庭。文化程度高低和患病率有关，按患病率的高低排列依次为小学及以下文化水平＞中学文化水平＞大学文化水平。

在所有糖尿病患者中，仅有 36.5% 的人已知自己患有糖尿病，32.2% 的人正在接受治疗。在接受治疗的患者中，只有不到一半（49.2%）的人血糖得到有效控制。

以上患病率高的情况与人口老龄化、城市化进程、饮食中过多碳水化合物和高能量物质摄入、肥胖、生活方式变化、缺乏体力活动等有关。

糖尿病患病率增高造成了巨大的社会经济负担，糖尿病的致残率和病死率，以及其对总体健康的危害程度已居慢性非传染性疾病的第三位，居世界死亡原因的第五位。

预防和治疗糖尿病已成为中国乃至全世界亟待解决的公共卫生问题。

2. 有关糖尿病的历史故事

糖尿病的英文名字是 Diabetes Mellitus，Diabetes 源于希腊文 Siphon（虹吸），意为过多尿液排出。Mellitus 意为甜。

公元前 1500 年左右，古埃及人用 "too great emptying of urine" 即大量排尿来描绘此病症状。古埃及人和古印度人发现患者的尿液吸引了苍蝇和蚂蚁，从而有人尝患者尿液发现有甜味。与此同时，古希腊人、中国人和波斯人都发现患者排尿过多及尿有甜味。

春秋战国时期，即公元前 770 至公元前 221 年，根据《黄帝内经》（现存的中国著名古典医籍）的记载，本病属于消渴或消瘅的范畴。

公元 752 年，中医王焘著成《外台秘要》，介绍了糖尿病的诊治并发现本病具有家族遗传性。

1776 年，英国医生 Dr. Mathew Dobson 证实糖尿病患者尿中的甜味是由于尿中有过量的糖，血中也同样如此。

1910 年，英国生理学家 Sir Edward Albert Sharpey-Schafer 在研究胰腺的过程中发现，位于胰腺胰岛的细胞可分泌胰岛素，并证明糖尿病和胰岛素缺乏有关。

1921 年，加拿大医生 Dr. Frederick Banting 和他的助手 Dr. Charles Best 从狗的胰腺中提取胰岛素成功并用于治疗糖尿病，Banting 因此与实验机构负责人英国生理学家 Macleod 于 1923 年同获诺贝尔生理学/医学奖。

1965 年秋，中国科学院上海生物化学研究所、有机化学所和北京大学合作，首创人工方法合成结晶牛胰岛素。

1976 年，第一台胰岛素注射泵诞生。

1977 年，美国波士顿科研工作者研究发现了糖化血红蛋白，糖化血红蛋白成为用来测量糖尿病的长期血糖水平的"金标准"。

1978 年，美国加利福尼亚州研发者首创用大肠杆菌生产出与人类相同的胰岛素。

回顾这些有意义的历史事件，可以看到人类不屈不挠地与疾病做斗争的史诗。

3. 中医对糖尿病的认识

糖尿病在中医被称为消渴、消瘅。此病又称三消（三痟）。《丹溪心法》将三消分为上消、中消、下消。《景岳全书·杂证谟》谓："上消者，渴症也，大渴引饮，随饮随渴，以上焦之津液枯涸，古云其病在肺，而不知心脾阳明之火皆能熏炙而然，故又谓膈消也。中消者，中焦病也，多食善饥，不为肌肉，而日加消瘦，其病在脾胃，又谓之中消也。下消者，下焦病也，小便赤黄，为淋为浊，如膏如脂，面黑而焦，日渐消瘦，其病在肾，故又名肾消也。"

1）病因：中医认为，此病是先天禀赋不足，体质虚弱，加上后天因素共同作用的结果。

（1）先天禀赋不足。《灵枢·五变》云："五脏皆柔弱，善病消瘅。"

（2）饮食不节。过食肥甘厚味及饮酒可损伤脾胃，脾失健运，酿成内热，消谷耗津，成为消渴。如《素问·奇病论》有云："此人必数食甘美而多肥，肥者令人内热，甘者令人中满，故其气上逆，转为消渴。"

（3）情志失和。五志化火，销铄津液引发消渴。《灵枢·五变》讲到五脏柔弱之人善怒可诱发本病："怒则气上逆，胸中蓄积，血气逆流，宽皮充肌，血脉不行，转而发热，热则削肌肤，故为消瘅。"

（4）房室不节。恣情纵欲、肾虚精耗，肾虚固摄无权故小便多而消渴。《外台秘要·消渴消中》云："房室过度，致令肾气虚耗，下焦生热，热则肾燥，肾燥则渴。"

（5）热病火燥。天气火热且燥，患热病伤阴，或乱用补药、壮阳药。《黄帝内经》云："夫子数言热中、消中，不可服高粱、芳草、石药，石药发癫，芳草发狂。"

2）病机及辨证：上述原因皆可引起阴虚燥热，病变波及五脏六腑、气血阴阳，寒热虚实交错、三焦同病。

（1）阴虚燥热。本病病位在肺、胃、肾，以肾为主，三者互相影响、互为因果。上焦肺燥阴虚，津液不能输布，则胃失濡润、肾失滋源；中焦胃热偏盛，灼伤津液，则上灼肺津、下耗肾阴；下焦肾元虚衰，肾阴不足，阴虚火旺上炎肺、胃，则可致使肺燥、胃热、肾阴虚三焦同病，出现多饮、多食、多尿等症状。

（2）多虚损。长期患本病，阴虚燥热，日久阴损及阳，可见气阴虚及阴阳两虚症状。

（3）血瘀。气阴虚、燥热、阴阳两虚均可导致血瘀。反过来，血瘀可使气血受阻、津液不能输布，从而加重消渴。

（4）多发病症。阴虚燥热，肺失滋润，日久可发生肺部疾患；肾阴损伤，肝失所养，精血不能上承于目，可发生白内障、雀盲、失明；肾开窍于耳，肾精气虚，可致耳聋；燥热内结，营阴被灼，络脉瘀阻，蕴毒成脓，则发为疮疖、痈疽；阴虚燥热内炽，炼液成痰，痰阻经络，蒙蔽心窍而为中风偏瘫；阴损及阳，脾肾阳衰，水湿停滞，泛滥肌肤则成为水肿；当阴液极度消耗，可导致阴竭阳亡，可见昏迷、四肢厥冷、脉细欲绝的危险状况。

（5）标与本。糖尿病之本在于阴虚，其标是燥与热。阴虚、燥热互为因果。燥热越严重，阴虚越甚，反之亦然。

4. 血糖、胰岛素及胰岛素调节血糖的机制

（1）血糖。血糖是一种简单的糖，成分主要是葡萄糖。体内各组织器官活动所需能量大部分来自葡萄糖，脑组织所需的能量几乎完全来自葡萄糖，故保持血糖在一定的水平是极其重要的。血糖单位的一种表达方式是毫克/分升（mg/dL），正常人清晨空腹血糖应为 70 ~ 100mg/dL，高于 126mg/dL 为高血糖，如血糖达到 160 ~ 180mg/dL，就会有一部分糖从尿中排出，这就是尿糖。血糖低于 70mg/dL 称为低血糖。

另有一种表达血糖的单位是毫摩尔/升（mmol/L），用这种单位时，空腹血糖正常值为 3.9~5.6mmol/L，超过 7mmol/L 即为高血糖。上述两种单位可以换算，1mmol/L＝18mg/dL。依我的看法，用毫克/分升作为单位比较好，因为它的数值是整数，没有小数点，容易表达、记忆。尤其是在糖尿病发病率增高、需要普及知识时，更需要一个统一的、简单易记的计算单位。统一血糖单位势在必行。

血糖来源于我们摄入的食物，如糖、谷物、蔬果等，经消化转为单糖，如葡萄糖，单糖吸收后血糖会增高，一部分血糖用来供给身体所需要的能量，用不了的血糖就转化为肝糖原储存起来，胰岛素参与了血糖的利用和储存过程。举一个日常生活的例子来形容这个过程：薪金相当于你摄入的血糖，供应身体能量的血糖就好比你每天的花销，肝就相当于银行，活期存款就相当于糖原。当你需要能量时，肝糖原就可以分解成为葡萄糖回归血液循环，也就是成为血糖，为身体提供能量，这就像你把钱从银行取出来花一样。

影响血糖的因素：①进食或注射葡萄糖，可使血糖增高。②体力活动可使血糖减低。③精神紧张可使血糖增高。④感染可使血糖增高。⑤激素可影响血糖，如胰岛素、胰岛素生长激素、肾上腺皮质激素、肾上腺素、去甲肾上腺素、胰高血糖素及胎盘分泌的激素。⑥某些药物、毒品可影响胰岛素的产生或阻断其作用。

（2）胰岛素。胰脏尾部有由许多细胞聚集而成的胰岛，胰岛中的 B 细胞可分泌胰岛素。B 细胞可以感应血中葡萄糖的变化，适时适量地分泌胰岛素到血液中。胰岛素是一种蛋白质激素，能促进全身组织摄取、利用葡萄糖，是机体内唯一降低血糖的激素。胰岛素可促进细胞膜上的葡萄糖载体，即胰岛素受体，将葡萄糖转运入细胞，为身体提供能量，同时胰岛素也可促进糖原、脂肪、蛋白质的合成。

控制胰岛素的因素：①胃肠道激素。当食物进入胃肠道时，这些激素可促使胰岛素分泌。②迷走神经。③下丘脑。

5. 糖尿病的病因和病理

1）病因：糖尿病的病因至今尚不能完全阐明，有遗传因素、病毒感染、自身免疫、抗胰岛素的激素因素等。诱发因素可能有饮食不节（包括饮食过量及营养不均）、肥胖、妊娠、感染、精神紧张等。年幼患者多属于 1 型糖尿病，其与病毒感染及自身免疫因素有关。成年患者多为 2 型糖尿病，饮食不节、肥胖是最重要的诱因。糖尿病的发病率与肥胖成正比。

2）病理。

（1）胰岛素不足或胰岛素受体阻断。糖尿病的主要病理是胰腺中的胰岛 B 细胞不能分泌足够的胰岛素，或胰岛素受体数量减少，或胰岛素受体与胰岛素的亲合力下降而引起血糖增高，或是胰岛素与其受体结合后，细胞无法接收到应有的信号去参与葡萄糖的代谢所引起的血液内葡萄糖含量增高。

（2）高血糖对血管的损伤。增高的血糖可损害血管内壁，使血管壁硬化，造成许多并发症。大、中血管病变主要为动脉粥样硬化。大部分糖尿病患者有全身小血管及微血管变化，突出的改变是毛细血管基底膜增厚、呈 PAS 染色阳性，常见于视网膜、肾、横纹肌、心肌、神经及皮肤等组织。

举一个通俗的例子：瓦工抹墙时，为了粘贴牢固，就先用抹刀在墙上划出一些刀痕，使墙面粗糙，然后再抹上和好的水泥。也就是说，往光滑的面上贴东西难，往粗糙的面上贴东西容易。

血液中大量的葡萄糖就好比小小的锋利抹刀，在原来光滑的血管内壁上划来划去，制造了无数伤痕，使血管内壁变得粗糙，胆固醇、钙等物质就容易粘贴于血管内壁，造成血管硬化，硬化的血管管腔变细，局部血流量就减少。同时，硬化的血管脆性高，易有炎症，容易破裂，血液易渗出。见图2-3。

（3）糖尿病的神经病变。糖尿病的神经病变主要发生于末梢神经，亦可累及神经根、脊髓旁的交感神经节及脑神经。

（4）肝的病变。主要表现为肝细胞中的脂肪沉积和变性。

（5）人体代谢的改变。胰岛素不足可引起糖、脂肪、蛋白质、电解质、水及酸碱平衡等的严重代谢紊乱。糖、脂肪、蛋白质合成代谢降低而分解代谢增加，表现为高血糖及糖尿。高血糖使血液渗透压增高，可发展为高渗性昏迷及乳酸性酸中毒。

脂肪代谢紊乱表现为血脂增高。可有高脂蛋白血症、高甘油三酯血症、高游离脂肪酸血症、高酮血症，并可发

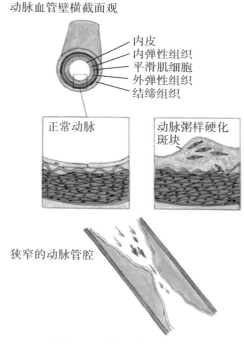

动脉血管壁横截面观

内皮
内弹性组织
平滑肌细胞
外弹性组织
结缔组织

正常动脉

动脉粥样硬化斑块

狭窄的动脉管腔

图2-3　动脉粥样硬化图示

展为酮症酸中毒。蛋白质代谢紊乱表现为低蛋白血症、负氮平衡，可使儿童发育迟缓，成人消瘦虚弱、抵抗力减退，常并发多种感染。酸碱平衡紊乱表现为代谢性酸中毒、酮症、乳酸性酸中毒。电解质代谢紊乱表现为血钠过高、血钾过低或过高、低磷血症。维生素代谢紊乱表现为维生素 B 族缺乏。

6. 测定血糖水平的方法

血糖水平是随着人的饮食起居而波动的。

（1）空腹血糖：在禁食 8 小时后测定。一般选择在早晨起床后、早餐前测定。一般人空腹血糖是 70～100mg/dL（3.9～5.6mmol/L）。一次测定可能有偶然性，故至少测定两次才能看出真实情况。

（2）餐后 2 小时血糖：从吃第一口饭算起 2 小时后测血糖。进食可刺激胰岛素分泌，餐后 2 小时血糖反映胰岛 B 细胞的储备能力，若胰岛 B 细胞功能良好，胰岛素受体正常，无胰岛素抵抗现象，餐后 2 小时血糖应是 140mg/dL（7.8mmol/L）或以下，如为140～200mg/dL（7.8～11.1mmol/L），则是异常，如达到200mg/dL（11.1mmol/L）则可诊为糖尿病。

如果胰岛 B 细胞功能差，不能分泌足够的胰岛素，或胰岛储备功能虽好，甚或胰岛素高于正常水平，但胰岛素受体不正常，或有胰岛素抵抗，则餐后 2 小时血糖可明显增高。有些患者空腹血糖正常但餐后血糖高，所以这个测定是有意义的，可避免漏诊。在任何时候血糖都不应高于200mg/dL。

（3）糖耐量试验（OGTT）。这是测验身体利用葡萄糖的能力的试验，于清晨空腹时进行。首先测定空腹血糖值，然后饮用300mL 溶解了75g 葡萄糖的水，查饮后 0.5 小时、1 小时、2 小时的血糖水平。2 小时的血糖应恢复至正常水平，如等于或大于

200mg/dL（11.1mmol/L）可诊为糖尿病。该试验用于 2 型糖尿病及妊娠糖尿病的诊断。

（4）糖化血红蛋白测定。血红蛋白是红细胞中携氧的物质。血红蛋白与葡萄糖基半乳糖结合形成糖化血红蛋白。血中的葡萄糖含量越高，红细胞中的血红蛋白被糖化的百分比就越高。糖化后的红细胞寿命约为 4 个月，故糖化血红蛋白测定是一个相对长期的血糖试验。它的结果表示这一阶段患者的血糖高低（图2-4）。

血糖测定能反映那一时刻的血糖水平，而糖化血红蛋白测定反映的是 3～4 个月的血糖水平。血糖水平可受很多因素影响，如体力活动、情绪变化、测血糖仪及测定试纸因素等，加之有些患者不愿天天扎手指，故测血糖的结果有局限性，而糖化血红蛋白测定的结果不易受以上因素影响，故可靠性强。另外，糖化血红蛋白测定不需要空腹，患者更容易接受。它是监测糖尿病和判断治疗效果的好方法。空腹血糖加糖化血红蛋白测定还适合做每年的定期体检及较大人群的糖尿病筛查工作。

那么，是否可以用糖

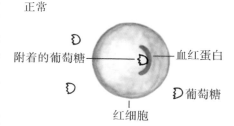

正常

附着的葡萄糖 —— 血红蛋白

葡萄糖

红细胞

糖尿病

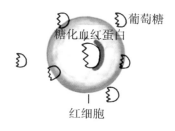

葡萄糖

糖化血红蛋白

红细胞

图 2-4　糖化血红蛋白 HbAlc

化血红蛋白测定代替患者自己的血糖测定呢？答案是否定的。因为糖化血红蛋白一般是每 3 个月测定一次，时间间隔太长。而患者每天测定血糖可以作为调整饮食、活动量及用药的依据。尤其是血糖控制不好的患者，血糖忽上忽下，而糖化血红蛋白则可能是正常的。所以每天测血糖加 3 个月测一次糖化血红蛋白，可更好地反映血糖控制的情况，比单做其中一种要好。患者应该了解什么是糖化血红蛋白及其正常值。

7. 糖尿病的诊断

糖尿病空腹血糖≥126mg/dL（7.0mmol/L）出现两次，或有症状如多尿、多饮、体重减轻和随机血糖≥200mg/dL（11.1mmol/L），或糖耐量试验 2 小时血糖≥200mg/dL（11.1mmol/L），或糖化血红蛋白≥6.5%，即可诊断为糖尿病。

糖尿病前期的诊断：空腹血糖 100～125mg/dL（5.6～6.9mmol/L），或糖耐量试验 2 小时血糖 140～199mg/dL（7.8～11.1mmol/L），或糖化血红蛋白 5.7%～6.4%。

妊娠糖尿病的诊断：妊娠 24～28 周进行糖耐量试验检查，空腹血糖≥92mg/dL（5.1mmol/L），或糖耐量试验 1 小时血糖≥180mg/dL（10.0mmol/L），或 2 小时血糖≥153mg/dL（8.5mmol/L）。见表 2-3。

8. 糖尿病的分型

糖尿病分为 3 种类型。还有一种情况被称为糖尿病前期。

（1）1 型糖尿病：胰岛素依赖型糖尿病。

此型约占糖尿病总数的 10%。此型患者的胰腺不产生胰岛素或只产生少量胰岛素。多数患者在 30 岁前发病。其原因可能是病毒感染或是自身免疫系统摧毁了胰岛中产生胰岛素的 B 细胞。患者需要注射胰岛素以维持生命。这些患者的 B 细胞功能是否被彻底摧毁了？这些细胞有无恢复的可能？B 细胞是否可以再生？有待研究。

表 2-3　正常人、糖尿病前期及糖尿病患者血糖水平

项目	正常	糖尿病前期	糖尿病
空腹血糖	<100mg/dL（5.6mmol/L）	100～126 mg/dL（5.6～7.0mmol/L）	>126mg/dL（7.0mmol/L）
糖耐量试验	<140mg/dL（7.8mmol/L）	140～200 mg/dL（7.8～11.1mmol/L）	≥200mg/dL（11.1mmol/L）
糖化血红蛋白	5%	5.7～6.4%	≥6.5%

妊娠糖尿病，妊娠 24～28 周检查糖耐量试验：

空腹血糖	≥92mg/L（5.1mmol/L）
1 小时后	≥180mg/dL（10.0mmol/L）
2 小时后	≥153mg/dL（8.5mmol/L）

（2）2 型糖尿病：非胰岛素依赖型糖尿病。

此型约占糖尿病总数的 90%。此型患者的胰腺可以分泌胰岛素，但分泌量减少，有些患者胰岛素水平正常甚至高于正常，但胰岛素受体功能被阻断，导致胰岛素相对缺乏。患者一般 30 岁后发病，但近年来发病年龄趋向年轻化，儿童亦可罹患。肥胖是罹患此型糖尿病的危险因素，患者中肥胖者占 80%～90%。此型患者多有家族史。

（3）妊娠糖尿病。

妊娠期激素的种类及量的变化会产生对胰岛素的对抗，因此

身体需要更多的胰岛素，故有些孕妇会发生妊娠糖尿病。其发生率占妊娠妇女的 1% ~ 3%。此型糖尿病可导致胎儿发育畸形、早产、胎儿宫内窘迫、胎死宫内、巨大儿、难产及死产等。患者易受感染，血压易增高，需注射胰岛素以维持血糖水平。为防止药物对胎儿的毒性作用，一般不口服降糖药。分娩后，患者一般可恢复正常，不再需要注射胰岛素，也有少数患者糖尿病持续。患者产后需监测血糖水平，以确定糖尿病是消失还是持续。

（4）糖尿病前期。

除了以上 3 种类型外，还有一种情况是特别要引起注意的，那就是糖尿病前期。在这个时期，血糖高于正常但尚未高到足以诊断为糖尿病的水平，但这是可能发展成为 2 型糖尿病的危险信号。在这个时期血糖对身体的损害已经发生，尤其是对血液循环系统的损害，为心脏病和中风埋下了隐患。如果不加以注意，糖尿病前期一般会在 10 年或少于 10 年的时间内发展成为 2 型糖尿病。但如果注意饮食调节、减轻体重，并加以适当的运动，那么延缓或阻止 2 型糖尿病的发生也是完全可能的。这就好比你在大街上，遇到绿灯时，可以通过，遇到黄灯时，就要引起警惕，放慢速度或停车，千万不要闯红灯。糖尿病前期相当于黄灯，是警惕的时候了！

如果你有以下情况应检查是否处于糖尿病前期：①45 岁或以上（儿童、青少年亦不除外）；②有 2 型糖尿病家族史；③肥胖；④生活方式以静态为主，缺少体力活动和体育锻炼；⑤血压高；⑥胆固醇高；⑦曾有妊娠糖尿病；⑧有多囊卵巢综合征。

9. 糖尿病的症状及并发症

1）糖尿病的症状。

糖尿病的第一个症状是多尿。当血糖达到 160 ~ 180mg/dL

时，葡萄糖便会从尿中排出。当血糖更高时，肾会排出较多的水以稀释尿出的葡萄糖，于是患者出现尿频、排尿量增加。由于大量尿的排出，患者因此感到口渴，饮水量增多；由于大量的能量从尿中丢失，患者因此体重减轻、感到极为饥饿，为了代偿，患者会出现多食。这就是糖尿病的"三多一少"，即多尿、多饮、多食、体重减轻。其中多尿的发生率为58%～78%，烦渴多饮的发生率为58%～67%，疲乏消瘦的发生率为50%。1型糖尿病患者治疗前多有体重减轻，而2型糖尿病患者体重可不减轻。

1型糖尿病可迅速发病，甚至在短时间内发生酮症酸中毒。这是由于在没有胰岛素的情况下，血糖不能被细胞利用，因此细胞就会利用其他能源——脂肪。脂肪分解产生酮体，而酮体是酸性的，故可引发酮症酸中毒。其症状是极度口渴、多尿、体重减轻、恶心呕吐、疲乏无力，儿童会有腹痛。患者呼吸会变得深而快，呼出之气有苹果味。进一步发展可出现昏迷。

2型糖尿病可数年或十年左右没有症状，随着胰岛素不足的渐进，症状开始出现。故此型患者被诊断之时并非疾病开始之日，患者体内各组织器官已被血糖损害多时，在诊断后，并发症的出现时间要比1型糖尿病来得快。甚至有些患者在诊断前已有并发症但被误诊，导致未能及时发现糖尿病。患者一般先出现较轻的多尿、口渴，在几周或几个月内症状加重。酮症酸中毒在此型中不常见。当患者身体受到较大刺激时，如感染、药物作用、情绪变化等，病情会加重，患者可脱水，出现精神恍惚、头昏、癫痫及昏迷。

2）糖尿病的并发症——为什么说高血糖是有害的？

长时期的高血糖对血管内壁、神经、各组织器官会造成损害，患者可有以下部位的病变及并发症：

（1）血管损害：心脏疾患、中风、足感染、坏疽。在大中血管发生的动脉粥样硬化可涉及心脏、脑、下肢及阴茎。图2-3所示的动脉粥样硬化。中小血管壁受损可导致运输氧的功能降低，并有漏出。患者可发生心脏疾患、中风、阳痿、感染、伤口愈合缓慢、足或手溃疡、坏疽，严重不愈者需截肢。

（2）眼：糖尿病视网膜病。视网膜血管损伤可造成视网膜病变。如果我们把眼睛比喻成一部精巧的照相机，那么视网膜就是底片，晶状体就是镜头；底片受损，成像就模糊，患者会视力下降，严重者可失明，晶状体损害可形成白内障。

（3）肾：肾功能损害。肾的血管壁可变厚，蛋白质漏出形成蛋白尿，血液不能在肾小球正常过滤。患者可出现肾功能损害，严重者可有肾功能衰竭。

（4）躯体神经：糖尿病的躯体神经病变。葡萄糖代谢障碍及血液供应不足，可导致躯体神经受损。患者可有突发的或渐进的下肢无力、感觉减退、麻木，手足刺痛，慢性神经损害。当手足受烧伤、冷冻伤及异物损伤时，患者可能毫无觉察。因此，糖尿病患者应每晚睡前自我检查手足部是否受伤。

（5）自主神经：自主神经系统的损害可导致其控制血压和消化器官的能力减弱。患者可有血压波动、吞咽困难、胃肠功能失调、腹泻。

（6）皮肤：由于血液供应不足，皮肤感觉减退或缺失，损伤可反复发生。常见的有皮肤瘙痒、疮疡、深部感染、溃疡、坏疽，且难以愈合。

（7）血液：白细胞功能受损，免疫功能低下，导致患者易受感染，尤其是泌尿系统感染和皮肤感染。

（8）结缔组织：由于葡萄糖代谢异常，结缔组织会变厚或收缩。患者易发腕管综合征、掌腱膜挛缩。

（9）精神：长期的疾病折磨，加上饮食上的诸多限制可使患者失去生活中的部分乐趣。有些患者甚至产生自卑感，情绪改变及抑郁症状时有发生。

（10）低血糖：糖尿病患者可发生低血糖。当进食不足、未及时进食、运动但未进食、进食前做过多运动时，或药物治疗后未进食，或应用耳磁后未进食均可出现低血糖。血糖低于50mg/dL（2.8mmol/L）时患者可能出现症状，但也有血糖比此值高出现症状的。低血糖首先受损害的是大脑。为保护大脑，身体会动员肝糖原转化成葡萄糖。这个过程需要肾上腺素的参与，血糖异常下降可导致交感神经兴奋和中枢系统功能障碍，出现出虚汗、头晕、心跳加快、眼冒金星、颤抖、饥饿感、手足发麻、说话含糊不清、烦躁、性情改变、定向障碍、癫痫发作及昏迷等症状。脑血糖供应不足可产生永久性损伤，故发生低血糖时应立即处理。

低血糖的紧急治疗：只要不昏迷就应立即进食，可服糖块（不用巧克力）、糖水、果汁或其他含糖饮料、饼干、甜点，或进食饭、粉、面类食物。如有可能，应测血糖。如患者昏迷，应立即送医院抢救。

低血糖的预防：糖尿病患者应注意按时进餐，生活规律。不可随便增加胰岛素的用量，每次用胰岛素前应仔细检查剂量，早餐后再运动，运动量要恒定，忌酒，随身携带糖块，常测血糖。

10. 耳磁治疗糖尿病的注意事项及相关讨论

1）有些人对自己贴磁片没有足够的信心，怕贴不准故放弃。其实这种担心是没有必要的，因为磁片是有一定磁场面积的，它可以覆盖整个耳甲腔、耳甲艇，故贴磁位置稍偏也有作用。当然还是要尽量贴在穴位上。

2）耳磁要放在儿童不易发现的地方，因为他们好奇心强，会拿耳磁当玩具，有可能误食、误吸造成危险。

对于1型糖尿病的患儿，我建议不要用耳磁治疗，因为其他小朋友、同学会很好奇，用耳磁当玩具，易发生事故。而且患儿自己无法照顾自己，用耳磁会增加身边人的负担。我曾治过一个5岁的1型糖尿病患儿，用耳磁一周后血糖下降，但其年轻的母亲很不高兴，因为她要为孩子贴磁片，感到负担很重，因此停止了治疗。因为耳磁治疗糖尿病是自我治疗，患者本人最好有意愿和能力照顾自己，尤其是在没有人可以依靠的情况下，要自己贴磁片。我从来都鼓励患者自己换胶布、贴磁片，尽量避免依赖他人。成人1型糖尿病患者可以自己贴磁片，但我也不拒绝每周来找我换磁片者，我每次都给予示教，几次后患者就会自我治疗了。

3）有些患者希望耳磁能代替药物治疗，或者希望用几次耳磁就治愈糖尿病。根据我的临床经验，这些想法不够切合实际。耳磁能够帮助降低血糖，用于服降糖药或胰岛素后血糖仍高于正常的患者，使血糖下降，甚至减少药物用量，但可完全停止药物治疗者少见。同样，治愈者罕见。观察耳磁治疗效果的关键在于对血糖的测定，不测血糖，则不可能得知治疗是否有效，药物剂量是否需要调整、调整多少合适。即使患者用耳磁后血糖正常，医生甚至给他取消糖尿病的诊断，但他还是应该注意常测血糖，因为生活环境的变化，可能使其血糖再次升高。

4）饮食调节：碳水化合物、蛋白质、脂肪平衡饮食为最好。饮食总量要根据年龄、性别及活动量有所限制。最好少吃多餐。必要时做饮食记录。

5）耳磁可降血糖，但它只是治疗糖尿病的方法之一，我仍主张中西医结合的综合性观察和治疗。

6）饮酒与糖尿病。《千金方》指出："凡积久饮酒，未有不成消渴。"酒精对于人体的影响如下。

（1）抑制糖异生和糖原分解。非糖物质转变为葡萄糖或糖原的过程，称为糖异生。正常情况下，糖异生主要在肝脏内进行。非糖物质主要有生糖氨基酸、有机酸和甘油。当食物被消化、吸收、利用后，血糖下降，此时，肝内储存的糖原分解为葡萄糖或通过脂肪酸合成葡萄糖释放入血液中以维持血糖水平，继续供给身体能量。肝脏对稳定血糖水平有调节作用。中医认为肝藏血，为罢（音疲）极之本，大概就是指肝的糖原储备功能、糖异生作用及其调节血糖的功能。酒精可抑制肝的糖异生和糖原分解，从而抑制血糖的自动调节机制，会造成严重的低血糖，尤其是晚上注射中、长效胰岛素或用降糖药后，更应避免空腹大量饮酒。

低血糖对脑部损害严重。饮酒引起低血糖时应立即送医院处理，及时输入葡萄糖可缓解症状，挽救生命。

（2）过量饮酒可发生高脂血症，而且持续时间长。其主要改变是血中甘油三酯及低密度脂蛋白胆固醇浓度升高。血脂异常增加了患心脏疾病的危险。

（3）长期饮酒会引起营养缺乏。酒精的主要成分是乙醇，其代谢后产生二氧化碳、水和热量。但其代谢后不产生可以储存的营养物质，更缺乏维生素、微量元素及矿物质。

（4）饮酒可使糖代谢紊乱。如糖尿病患者在饮酒的同时进食碳水化合物，血糖即可升高，甚至失去控制；但如饮酒不进食又可造成低血糖，有生命危险。总之，饮酒会使血糖水平难以控制，饮食治疗策略也就更难以执行。

（5）糖尿病患者过量饮酒可引起糖尿病酮症酸中毒。

（6）酒精对神经系统可造成损害。

明确地讲，糖尿病患者应忌酒，已有酒瘾的应戒酒。1型糖尿病患者和妊娠糖尿病患者绝对不应饮酒。糖尿病的治疗既是对人类知识的考验，也是对人的意志的挑战。

7）吸烟有百害而无一利。吸烟会破坏肺组织、破坏心血管、致癌，导致骨质疏松、更年期提早，影响智力，加速衰老，使声音嘶哑……总之，如果一个人有糖尿病、高血压、高血脂，再加吸烟，就无异于自杀。

8）对胰岛素要有正确认识。我们知道胰岛素用于临床治疗糖尿病已有近百年，改善了无数患者的生活质量，拯救了无数人的生命。但胰岛素需要注射，于是引起很多人的恐惧，觉得每天注射并坚持数年、数十年是做不到的。更有甚者，发誓坚决不打胰岛素，视胰岛素为大敌，并影响了周围人群。

我有一个亲戚由于长期饮食过量而患糖尿病。从确定诊断的那一天起，他就发誓"坚决不打胰岛素"。他最后因足趾发生坏疽及并发肺炎而住院。住院期间，血糖颇高，但他坚决拒绝胰岛素。护士推着小车来到病房，高声问："胰岛素，打不打?"他气愤地说："不打!"他女儿也说："不打!"我左劝右劝也抵不过他的终身誓言："坚决不打胰岛素!"一周内，他就因糖尿病并发症去世了。

我相信，在当时严重感染、血糖居高不下之际，胰岛素会改善他的病情。他和他女儿对胰岛素的不理解及任性使我和周围的人不解，并感到惋惜。人们对胰岛素应有正确认识，不要盲目，要理性。1型糖尿病患者一定要用胰岛素以维持生命。2型糖尿病患者不一定要用胰岛素，可用饮食疗法、运动、口服降糖药控制血糖，但在疾病的某一阶段，也许还是需要胰岛素治疗，这并不意味着原来的治疗失败了，这只是本病自然发展的一个阶段。比如其他治疗方法不足以控制血糖的升高、并发感染、情绪失调……此时胰岛素的应用就是必需的了。你可能无法控制这一天的到来，但你可以控制下一阶段病情的发展。

9）情绪控制。情志失调是糖尿病的诱因，患糖尿病后应节喜怒、减思虑，怡情悦志，胸襟开阔，保持气血流通，以利于病情的控制和康复。但是生活是复杂的，做到以上各点谈何容易。我在第一章介绍了减轻精神紧张的玉石锤，每天睡前或感觉精神紧张时用玉石锤做简短的自我治疗可以消除交感神经的紧张程度，恢复自主神经的平衡，有益于控制情绪，保持乐观。

10）耳磁治疗糖尿病的机制。应用耳磁后，患者最明显的变化是进食减少，对于食物的渴望和需求减少。比如原来8点吃早饭，12点吃午饭，平时到12点时已经饿了，但应用耳磁者在12点时并不会感到饥饿，约到下午1点才会发现自己尚未吃午饭。吃饭时，吃到原来量的一半，就已有饱感，有些人原来饭后必进甜食，用耳磁后，对甜食的需求大减。有些人喜欢吃零食，在家时总是围着冰箱转，用耳磁后，这些习惯大大减少。虽是如此，但使用耳磁并不会使人厌食，吃起饭来还是很有滋味。食量减少了，血糖自然会下降。

饮食治疗是糖尿病治疗的第一关键步骤，也是多数患者的首选。但食欲是人的本能之一，人就是要吃食物，看见食物不能吃是很难忍耐的事。有人说："最难的事就是管住自己的嘴。"越是不让吃，就越想吃。如果整天脑子里总想着食物，生活是很烦恼和乏味的。实际情况是，除儿童生长期外，我们的食欲基本都是超过身体能够接受的程度的。换句话说，我们的食欲属于非正常向往，身体无法消化、代谢这些食物。到目前为止，尚无减低非正常食欲的方法，故饮食治疗是一件艰难的事，很多人为此失去生活兴趣，觉得很委屈，有时干脆"偷吃"，吃完后血糖升高又后悔、自责。长此以往，甚至会发生抑郁及自卑。耳磁治疗的优越性就在于能够减低人对食物的非正常向往，使得进食的质和量符合身体的承受量，使得饮食控制变得可行、易行，患者在进食欲望上可以得到满足而又不会多吃，在食物特别是甜食面前有自我控制的信心和自豪感。这是任何其他治疗方法都无法比拟的。

我曾治疗过一位 33 岁的 1 型糖尿病女患者，她是用胰岛素泵进行治疗的，治疗时根据需要摄取的食物热量，来决定用多少胰岛素。她发现用耳磁时，在不影响血糖值的情况下，同样热量的食物需要的胰岛素的量减少了 30%。这说明除了降低食欲外，耳磁还可能通过其他途径工作，譬如增加胰岛素的释放、提高胰岛素受体的能力或减少肝糖原的分解，或是使失去功能但尚未死亡的 B 细胞恢复功能及重建 B 细胞，这些都需要进一步证实。

四、耳穴磁疗控制食欲——节食盒

生活水平的提高、食物的丰富除了给人们带来幸福之外，也给人们带来一种烦恼，这就是体重的增加及由此带来的心理和生理的疾病。超重和肥胖易使人产生负面心理作用，如自卑和抑郁。肥胖使人活动受限，动则气短、关节疼痛，易产生瘀血水肿及肌肉疲劳，久之，则导致对健康的损害。肥胖人群易患心血管疾病、高血压、心肌梗死、脑血管意外、糖尿病、肺部疾患、胆囊结石、痛风、骨关节炎、静脉曲张及内分泌疾病等。

1. 什么是肥胖

肥胖即身体储藏了过多的脂肪。如果一个人进食过多，即摄入的能量［以卡路里（cal）计算］多于消耗的能量，就会造成脂肪在身体内累积。遗传因素、社会经济因素、心理因素、精神紧张、身体发育、缺乏体力活动、激素失调、脑损伤和某些药物都会影响体重，成为肥胖的诱因。总而言之，进食过多，超过了身体的需要，同时缺乏体力活动，就会造成肥胖。

2. 如何判定体重是否正常

计算身体质量指数（BMI）是衡量体重是否正常的方法之一，其计算公式如下：

身体质量指数（BMI）＝体重（kg）÷身高的平方（m^2）

例如一个人的身高为 1.75m，体重为 68kg，则他的 BMI ＝ $68/(1.75^2)＝22.2(kg/m^2)$。当 BMI 为 18.5～24 时属正常（表2-4）。

表 2-4　成人体重分级与标准身体质量指数

体　　重	BMI
过　　轻	<18.5
正　　常	18.5～24
过　　重	24～27
轻度肥胖	27～32
重度肥胖	>32

饮食治疗是预防和纠正肥胖的重要措施之一。当食欲高于身

体需要，但又不能得到控制时，就会导致摄入增多。我将这种超过身体需要的食欲称为"超高食欲"。

如果我们能减低这种超高食欲，就会减少对食物的思念，进食时易有满足感，不需多吃，思想不至于总集中于食物上，这样不但体重容易控制，工作效率也会提高，人生乐趣也会增加。控制超高食欲最简单、最有效的办法就是耳穴磁疗。减少精神紧张也可以减低超高食欲，本书第一章所介绍的玉石锤治疗就是一种简单而有效的自我治疗方法，再加之适当运动，减肥就不是可望而不可即的目标了。

3．节食盒控制食欲

1）适应证：食欲过强，肥胖，糖尿病前期，糖尿病。

2）禁忌证：与前述耳穴磁疗的禁忌证相同（见第31页）。

3）节食盒的组成：

（1）塑料耳一个，耳上只标一个穴位，即丘脑穴。此穴位在对耳屏内侧面中线下端（图2-5）。塑料耳上显示清楚，不难定位。

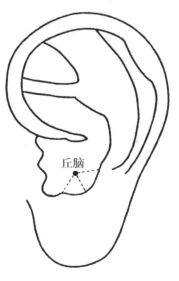

（2）数个直径 0.2cm、800Gs 的小磁片，数个直径0.5cm、800Gs 的磁片。

（3）高质量低过敏胶布。

（4）使用说明书。

（5）紧张放松锤，即玉石锤。

丘脑穴主要作用于下丘脑。

图2-5　控制食欲的耳穴——丘脑

下丘脑与摄食有关，是人体的饥饱中枢，也就是说它可以感受饥饿和饱腹状态。有饥饿感就要进食，有饱腹感就不需要进食。实验证实，下丘脑侧叶受电刺激时可导致动物进食，而当这个区域受损伤后，动物则拒绝进食。电刺激下丘脑室内侧区域可抑制动物进食，而这个区域受损可导致动物进食增多并肥胖。下丘脑的神经介质和神经肽参与能量平衡。例如，给下丘脑注射微量去甲肾上腺素，可使动物进食猛增，而向下丘脑注射 5 - 羟色胺则抑制动物进食。当然脑的高级中枢亦参与饮食和饮水的调节。丘脑穴应是降低食欲、减少进食的首选穴。反之亦然，如果食欲不振，亦可刺激丘脑穴以增加食欲。此穴的另一个优点是位置比较隐蔽，在此穴贴磁片不影响美容，使人易于接受。

4）具体操作：用肥皂和温水清洁外耳，尤其要将丘脑穴及其附近皮肤洗干净，然后用蘸有 70% 酒精的消毒棉球擦拭丘脑穴及其附近皮肤以进一步消毒及脱脂，待皮肤干燥，取胶布，将磁片放于胶布中央，再将带有磁片的胶布贴于耳上（磁片北极朝向皮肤），使磁片位于丘脑穴上，用手指轻按压进一步固定胶布。如磁片位置不对，可将其取下，换一块新胶布重贴。

由于胶布质量极高，不易脱落，故磁片可贴在耳上很多天，洗澡时不必取下。待胶布松动，可取下磁片，清洗外耳，重复上述步骤。用耳磁一定时间，食欲减低并处于稳定状态时，可取下磁片。其抑制食欲作用可持续一段时间，待以后食欲上升，再重复使用如前。

5）病例报道。

病例 1：一位 52 岁的妇女，体重 115kg。她用限制食物并进行体育锻炼的方法减了 15kg 后，她感到控制饮食越来越困难。因为食物太少，她总是觉得饥饿，整天总想吃东西，导致情绪波动，于是就多吃了一些，因此体重就不再减了。她来求诊，应用耳磁后，她不再总想食物了，情绪也稳定了，体重又下降了 5.4kg。

病例 2：一位 33 岁的妇女，每天可吃 454g 的巧克力。用耳磁后，她不再吃巧克力了。

病例 3：一位 52 岁的妇女，特别爱吃面包圈，每天要吃 7～8 个。当她在高速公路上开车时，因为馋面包圈，她要下高速公路买面包圈。用耳磁后，她停止吃面包圈了，食量减到原来的一半。

病例 4：在一个星期日的健康产品展销会上，我摆了一个摊位，介绍耳磁疗法。一位中年妇女刚离开教堂就来到展销会。一进门，她想做的第一件事就是找个卖午餐的摊位。在她找到午餐摊位之前，她停步于我的桌前。当她听了我讲解耳磁可降食欲后，就让我把磁片贴于她的双耳。展销会结束时她又来找我，并告诉我贴磁片后，她没吃午餐而且不饿。

病例 5：一位 89 岁的老汉食欲不振，他只能吃平时食量的 1/4。用耳磁后，他的食欲恢复了正常。

病例 6：一位 43 岁的妇女被诊断为癌症。当她听到这个不幸的消息后，深受刺激，食欲消失。用耳磁后，食欲恢复。

绝大多数人在用耳磁后食欲明显减小，但并无厌食，吃起饭来仍然香甜。极少数想节食的人用耳磁后食欲反而增加，但坚持使用，食欲就会下降。

对于食物的向往并不都是由于增加的食欲造成的。精神紧张也会使人想进食，也就是说不饿也想吃，这时更易选择含糖及淀粉多的零食，这非常不利于健康。用紧张放松锤（玉石锤）解除紧张，可以取得较好的效果，从而避免用吃零食的办法来安慰紧张的神经。

五、耳穴磁疗治疗失眠——安眠盒

失眠是指入睡困难或难以维持睡眠状态而导致睡眠不足。起床后还会感觉疲劳倦怠、不安、精神难以集中、反应迟缓，或头痛、头晕及全身不适。

1. 失眠的诊断

诊断的条件：就寝后半小时不能入睡；或/和入睡后又醒，醒后超过半小时不能入睡，早醒；或整夜不能入眠。

一般人每天需要睡 7 小时。失眠是一种症状，而非疾病。

2. 失眠的原因

（1）身体疾病导致的疼痛或不适影响入睡。

（2）环境因素，如天气闷热、旅行时差。

（3）心理因素，如焦虑、悲哀、气愤、恐惧、紧张等。

（4）精神疾病，如神经衰弱、抑郁症、精神分裂等。

（5）药物副作用。

（6）睡前饮用含有咖啡因的饮料，如茶、咖啡等，或含有酒精的饮料。

3. 中医对失眠的看法

中医称失眠为不寐、不得眠或目不瞑。《黄帝内经》中有"胃不和则卧不安"之记载。汉代张仲景在《伤寒论》及《金匮要略》中将失眠分为外感及内伤两类。《景岳全书》将失眠病机概括为有邪、无邪两类，其曰："不寐证虽有不一，然唯知邪正二字则尽之矣。盖寐本乎阴，神其主也。神安则寐，神不安则不寐。其所以不安者，一由邪气之搅，一由营气不足耳。有邪者多实证，无邪者皆虚证。"

睡眠和五脏六腑功能有密切关系。心主神明，神不安则失眠。脾将其所化之水谷精微奉于心，使心神得养；肝主疏泄条达，调节各种生理功能特别是情志变化；肾精上承于心，心气下交于肾，使神志安宁；胆主决断，与勇气胆量有关。

情志所伤，肝失条达，郁而化火，扰动心神则失眠。饮食不节，过食肥甘厚味、暴饮暴食，损伤脾胃，胃气不和则不寐。素体虚弱、久病、大病后肾阴耗伤，不能上奉于心，肾水不济心火，神志不宁则不眠。劳逸失度，过劳伤气，过逸伤脾，脾气虚运化失司，致心血虚不能养心，亦可导致失眠。

综上所述，预防和治疗失眠要求从病因着手。保持稳定乐观的情绪，注意饮食控制、生病后之调养及劳逸结合都是预防和治疗失眠的先决条件。

4．失眠的治疗

失眠要针对病因进行治疗。原发疾病引起的失眠要治疗原发疾病。中西医均有治疗失眠的药物，但要注意不要养成对药物的依赖。耳穴磁疗也可治疗失眠，其主要作用是安神。

5．耳磁安眠盒

1）适应证：入睡困难，易醒，醒后难再入睡。

2）禁忌证：同耳穴磁疗的禁忌证（见第 31 页）。

3）耳磁安眠盒的组成：

（1）一个塑料耳，标有两个穴位：神经衰弱区和神经衰弱点（图 2-6）。

（2）磁片两种：强度为 800～1000Gs。小磁片直径 0.2cm，厚 0.1cm；大磁片直径 0.5cm，厚 0.3cm。

（3）高质量低过敏性胶布。

（4）紧张放松锤，即玉石锤。

（5）使用说明书。

神经衰弱区可使人入睡快，神经衰弱点可使人早醒后容易再入睡。玉石锤敲打背俞穴区域或大腿前侧可使人精神放松，甚至睡意蒙眬。

只是入睡困难者只选双耳神经衰弱区，只是早醒不易再入睡者只选双耳神经衰弱点，两种症状兼有者选择双耳两穴。先用小磁片，如有效则只用小磁片，如无效再用大磁片，也可神经衰弱区用大磁片，神经衰弱点用小磁片。

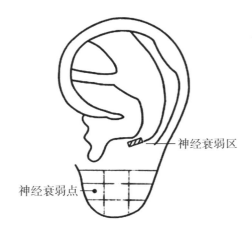

图 2-6　治疗失眠的耳穴

睡前将磁片贴于双耳，第二天起床时将磁片取下，弃胶布，将磁片放于盒子中保存，以备晚上睡前再用。

如用耳磁治疗一阶段后失眠好转，可停用，以保持耳穴的敏感性，防止造成穴位疲劳。当耳穴疲劳时，耳磁作用明显减小，经过一定时间停用后，耳穴敏感性可恢复正常。

6. 病例报道

病例 1：一位 56 岁的妇女需要至少 2 小时才能入睡。当她将磁片放于双耳神经衰弱区后，只需 15 分钟即可入睡。

病例 2：一位 50 岁的妇女，可入睡，但 2 小时后即醒，醒后便再不能入睡。将磁片贴于双耳神经衰弱点后，她可持续睡 6

小时。

　　病例3：男，48岁，每晚至少花费2小时才能入睡，半夜起来如厕后不能再入睡，他只好半夜里看电视、吃东西。这样，他每天只能睡4小时。自从在双耳神经衰弱区及神经衰弱点贴磁片后，他只需30分钟便可入睡，半夜醒来后，只需5~10分钟即可再入睡。

六、耳穴磁疗治疗恶心——止呕盒

　　恶心是一种很不舒服的感觉，患者有胃中不适、时时泛呕、欲吐不吐的症状。恶心常与呕吐相伴。恶心是一个症状，并不是一种疾病。此症状有急性短期和慢性长期的不同，长期恶心是衰弱的征象。恶心可以出现在很多不同的疾病中。病理因素刺激了大脑的呕吐中枢，即可使人产生恶心，进一步可发展为呕吐，同时伴有副交感神经兴奋症状，如出汗、流涎、心动过缓、面色苍白、呼吸变浅等。

　　恶心可出现于晕船、晕车、早孕、癌症化疗、应用吗啡止痛、肠梗阻、食管炎、胃肠炎、细菌或病毒感染、肝炎、胰腺炎、食物中毒、酒精中毒、胆囊炎、肾结石等疾病中。心理作用亦可导致恶心呕吐。

　　当癌症患者接受化疗时，恶心是常见症状。有些患者化疗后极其疲乏，没有能力再来针灸门诊贴磁片抗恶心。我是这样安排的：患者先来针灸门诊贴磁片，然后再去医院进行化疗，化疗完直接回家休息。

　　吗啡是一种很有效的镇痛药，恶心是其严重的副作用。对此耳磁也有极好的效果。耳磁止呕盒便于患者自我应用。

1）适应证：恶心呕吐。凡有恶心呕吐者，应先看医生，查明引起恶心呕吐的疾病，并针对疾病治疗。耳磁治疗只是对症治疗，减轻患者的不适感。

2）禁忌证：同耳磁疗法的禁忌证（见第31页）。

3）止呕盒的组成：

（1）塑料耳一个，耳上标有两个穴位：食道、贲门（图2-7）。

（2）磁片两种：小磁片强度为800Gs，直径0.2cm，厚0.1cm；大磁片强度为800Gs或2500Gs，直径0.5cm，厚0.3cm。如用小磁片，可以一个放食道，一个放贲门，或只取其中一点。若用大磁片，则一个磁片可覆盖两个穴位，因为这两个穴位毗邻，应用时取双耳穴位。

（3）高质量低过敏性胶布。

（4）使用说明书。

4）病例报道：

病例1：抗化疗及吗啡的副作用。

一位癌症患者接受化疗时有恶心的感觉，同时由于癌症造成的疼痛，她不得不每天用3次吗啡止痛，而吗啡使恶心更加严重。她感觉恶心并频繁呕吐，呕吐物色黄并有粪便味。我在其双耳食道及贲门各贴了一个小磁片。约半小时后，患者恶心感消失，想吃东西。最后她带着止呕盒回家

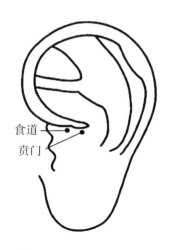

食道
贲门

图2-7 治疗恶心的耳穴

继续治疗了。

病例2：抗吗啡的副作用。

我曾在某医院门诊手术室治疗过一位有严重恶心症状的患者。

琳达和海伦都是我的朋友。琳达在外科门诊做了膝部手术。下午5点，我和海伦接她回家。当我们到达门诊时，只见琳达坐在轮椅上，闭着眼，一句话都不能说。她向我们示意她感到恶心，不能说话，不能睁眼，连头都不敢动。护士告诉我们，这是手术后打了一针吗啡所致，虽然她们给了止恶心药，但无效。看起来琳达很难挪动，但门诊很快就下班了。于是我就问海伦是否带着我平时给她的耳磁用的磁片，海伦立即从手提包中取出磁片。这是强度2500Gs、直径0.5cm的磁片，我把它贴于琳达双耳食道及贲门穴部位，并向护士做了解释，她们不反对。约半小时后琳达感觉见好，她睁开了眼，要求喝水、吃小饼干。等她吃完了，我们高兴地把她移到汽车里送她回海伦家。临走时，护士感叹地说："耳磁疗法真管用！"

病例3：一个温馨电话。

我曾在巴尔的摩市某电视台介绍耳磁疗法。当我离开电视台时，工作人员追出来说："我们接到一个甜蜜的电话。电话中的患者说，当她进行乳腺癌化疗时曾感到恶心，你用耳磁疗法给了她很大帮助。"

七、耳磁治疗面神经麻痹——牵正盒

面神经是第七对脑神经。面神经是以运动神经为主的混合神经，由感觉神经、运动神经和副交感神经纤维组成，分别管理舌的味觉、面部表情肌运动及舌下腺、下颌腺和泪腺的分泌。

面神经的运动根和混合根出脑后进入内耳门合成一干，穿内耳道底进入与中耳鼓室相邻的面神经管，先水平走行，后垂直下行由茎乳孔出颅。耳甲腔内三焦穴有面神经、舌咽神经及迷走神经混合支经过，故三焦穴又称面神经、舌咽神经、迷走神经混合支刺激点。

面神经麻痹亦称面神经炎、面神经瘫痪，可在任何年龄发病。病因多由于潜伏在面神经节内的休眠状带状疱疹病毒或爱泼斯坦－巴尔病毒（EB病毒）被激活而引起。当带状疱疹在面部发作并伴发面神经麻痹时称为拉姆奇－亨特综合征。此病也可以是原发性的，即难以找出原因的，又称贝尔氏病。也可是耳源性疾病、肿瘤、创伤、神经源性疾病、中毒、代谢病（如糖尿病）、维生素缺乏、血管机能不全或先天性面神经核发育不全引起的。

面神经麻痹分为中枢型及周围型。中枢型多见于脑血管病变、脑肿瘤和脑炎，周围型多见于受寒、耳部或脑膜感染、神经纤维瘤。

面神经麻痹多发生在一侧面部。以面部表情肌障碍为主要表现，即口眼歪斜。患者一侧面颊动作失灵，前额皱纹消失，不能皱眉、抬眉、蹙眉，眼裂扩大，不能瞬目，眼不能完全闭合，鼻唇沟平坦，口角下垂，露齿时口角向健侧偏歪。患侧不能做鼓气和努嘴等动作，鼓腮时漏气，食物残渣会滞留于病侧齿颊间隙内，口水由该侧淌出。由于下眼睑内翻，泪液外溢，故面神经瘫痪可使患者容貌发生改变，导致患者情绪低落、自卑、性格自闭，严重影响其生活和工作。

面神经麻痹在中医称为中络、面瘫、吊线风、口眼歪斜。由于患者正气不足，络脉空虚，卫外不固，风邪入中经络，气血痹阻面部所致。病因亦有寒热之别，风寒证多有面部受凉，风热证则常继发于感冒。

西医对面瘫无特效治疗方法，常用泼尼松或抗病毒药物治疗。对于眼睑不闭合者，为防止眼球干燥，可用湿润眼球的眼药或眼罩。按摩患侧面肌有助于康复。亦可行手术治疗。有些患者可自行恢复。中医则需辨证治疗，用中药、针灸或理疗治疗。

我用耳磁治疗（牵正盒），方法简单，疗效极佳，介绍如下。

1）适应证：面神经麻痹。

2）禁忌证：同耳穴磁疗禁忌证（见第31页）。

3）牵正盒的组成：

（1）一个塑料耳，标有一穴即三焦（图2-8）。

三焦穴位于耳甲腔，外耳道孔后下方与对耳屏内侧下1/2连线中点。由于三焦穴又称面神经、舌咽神经、迷走神经混合支刺激点，故其是治疗面神经麻痹的首选穴位。

（2）强度800～3000Gs、直径0.5cm的磁片若干。

（3）高质量低过敏性胶布。

（4）使用说明书。

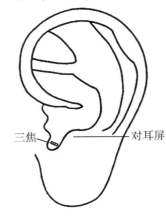

图2-8　治疗面神经麻痹的耳穴
——三焦

4）用法。取面瘫侧耳，将外耳用肥皂及热水洗净，去油脂，再用70%的酒精棉球消毒三焦穴位及其周围皮肤，干后，用胶布携一磁片贴于三焦穴。磁片北极朝向皮肤。开始先用3000Gs磁片一个。如患者不耐受，则改用800Gs磁片。只用一个磁片即可，没有必要治疗健侧耳。

嘱患者做面部运动，如抬眉、眼睑开合、闭眼、露齿、努嘴、鼓腮。这些运动的训练要每天进行多次，每一个动作要反复多次。有些患者用耳磁后仍愿来针灸诊室就诊，针灸医生可帮助患者做针灸治疗及运动训练。针灸方法是在神庭穴扎一针，此穴在前发际正中，针尖斜向下指向患侧面部，用轻提气法运针，嘱患者同时做面部运动。

5）病例报道。

病例1：87岁老者面部患带状疱疹，同时伴有面瘫。

带状疱疹病灶位于左眉及左耳，同时左侧面瘫。此病即是拉姆奇－亨特综合征。发作当天即针灸面部穴位一次，但患者难忍针刺，便改用耳磁治疗。用一个强度3000Gs、直径0.5cm的磁片贴于左耳三焦穴处，不伴任何其他针灸治疗，所服中药仅治疗带状疱疹，未用牵正散。鼓励患者做面部运动。经过治疗，患者面瘫状况每天都有改进。为保险起见，邀神经科会诊，排除了其他引起面瘫的原因，神经科医生仅给予抗病毒药物治疗。患者用耳磁三周，每天运动面肌，三周后康复，未留下任何后遗症。神经科医生叹为观止，称赞中医疗法精妙。

病例2：52岁男性患者突然患左侧面神经麻痹。

两天前患者突然在早晨起床后发现左侧面神经麻痹，他立即去找自己的医生朋友看病，被诊为周围性面神经麻痹即贝尔氏病，无特效药治疗。我用3000Gs磁片贴于其左耳三焦穴，并针神庭，训练患者做面部运动。嘱三天后来诊。第二天患者打电话说进步很大，要求每天一诊。连续四诊之后，患者面肌全部恢复正常。

上述两个病例有两个共同特点：

第一，治得早。两个病例均在发病后两天之内使用耳磁治疗。早治疗是关键，最好在发病后立即用耳磁治疗，不要拖延。耳磁可唤醒并促使瘫痪的面神经恢复功能，只要把磁片贴在耳上，每时每刻都可以发挥作用。如未能及时治疗，病情拖延，则瘫痪的神经难以恢复。有些患者可自行恢复，但在神经再生的过程中也有可能产生错误而出现并发症，如：①面肌痉挛。②面肌连带运动：即闭眼时口角向患侧运动，或口角运动时患侧闭眼。③鳄鱼泪症候群：即患者流泪时常伴有面肌痉挛或弥散的面部肌肉反应，或咀嚼时流泪。④面部麻痹感觉，甚至舌麻痹。

上述并发症会使患者痛苦不堪且较难医治。早治是指发病三天以内用上耳磁。如何达到早治呢？首先要普及"面瘫必须早治"的观念。书籍、电视、网络甚至电影中应有这方面的内容，使其家喻户晓，人人皆知。医生应举办讲座宣传这方面的知识，教育患者一旦发病应立即就医。磁疗应得到广泛应用，以适应患者需要，避免有病时找不到磁片。

第二，两例患者都经过西医检查。如前所述，引起面瘫的原因很多，诸如脑血管病变、脑肿瘤、脑炎、耳部或脑膜感染、神经纤维瘤等等，故一定要去看医生，以免误诊或漏诊。在等待医生预约的同时即可进行耳磁治疗，以确保诊断治疗两不误。

八、耳穴磁疗治疗青光眼——降眼压盒

青光眼是一种因眼压过高造成视神经萎缩，导致视野缺损甚至最终失明的眼科疾病。眼球内压力称为眼压（IOP）。正常人的眼压维持在 12～20mmHg。眼压的高低是和眼内房水有关的。一般青光眼是因眼内房水流动性较差导致眼压上升，眼压过高压迫视神经可导致视力受损。

1. **青光眼的类型**

（1）原发性开角型：大多数青光眼属这种类型。常发生于 35 岁以上的中老年人，儿童偶发。患者多有家族史或近视。病程进展慢，患者不易察觉。外周和夜间视力损失较早，常伴头痛、管状视野，中心视力及阅读视力在后期才受影响。

（2）急性闭角型青光眼：常发于中老年女性。患者眼压急速增加，引起眼睛疼痛、红肿、头痛、恶心，视力模糊及看光亮物时出现晕环。这些急性症状可复发，最终导致视野缺损。

（3）慢性闭角型青光眼：是由于眼球内液体排出受阻导致眼压增高。该型进展缓慢，患者不易察觉。

（4）继发性青光眼：可能发生于眼球发炎、后期白内障、肿瘤、外伤和眼手术后。

以上资料提醒我们：凡 35 岁以上人群，有青光眼家族史，有慢性病如糖尿病、高血压、眼外伤、高度近视或远视及使用类固醇药物者应定期去眼科检查，做到早期发现、早期治疗，避免视力受损。

2. **青光眼的治疗**

青光眼可进行药物治疗和手术治疗，也可用简单而有效的耳磁加耳放血减低眼压法治疗，该法可以明显地降低眼压，保护视神经，保护视力。这个简单的治疗方法即省事又省钱，但患者需要有眼科医生的明确诊断，治疗前后需要测眼压。耳磁治疗患者可自行实施，耳放血应找针灸师施治。

3. 高眼压、青光眼治疗盒——降眼压盒

1）适应证：经眼科医生诊断为青光眼、眼压高者。

2）禁忌证：同耳穴磁疗的禁忌证（见第31页）。另外，眼压不高者不必用。

3）降眼压盒的组成：

（1）一个塑料耳，标有以下几个穴位（图2-9）：

降压点：在耳三角窝上方。

眼：在耳垂中心。

放血区：从眼穴向外，耳垂之边缘处。

（2）磁片：强度800~2500Gs，直径0.5cm，厚度0.3cm。

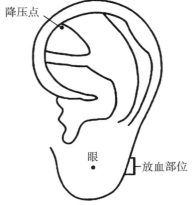

图2-9　治疗青光眼的耳穴及放血部位

（3）高质量低过敏性胶布。

（4）使用说明书。

为美观起见，磁片可贴于耳垂背后相当于眼穴的位置，不要用夹式磁耳环，更不要在耳垂前后同时贴磁片，以避免前后两磁相吸，阻断耳垂血液循环造成耳垂瘀血及坏死。耳放血技术很重要。耳放血要在消毒情况下进行。事先按揉耳垂使其充血，如能发现耳垂边缘有红点或血管，即在其上刺血则可使放血顺利。操作时先用刺血针在耳垂外缘刺破皮肤放血，然后用浸有 70% 酒精的棉球蘸血，以防迅速凝血，放血量要达 30 ~ 50 滴。放血后用消毒干棉球按压止血。开始时耳放血每周 2 次，直至眼压正常，以后每 3 ~ 4 周耳放血一次以维持正常眼压，或定时测眼压，高时放血，正常则不放血。具体耳放血操作请参考第五章。

4. 病例报道

病例 1：一位 78 岁的老太太，有糖尿病和青光眼。

用了耳磁及耳放血后，其眼压从左眼 24mmHg、右眼 22mmHg 降至左眼 15mmHg、右眼 17mmHg。这是自她被诊断为青光眼后的最低眼压。

病例 2：一位 63 岁的老妇患青光眼。

她的眼压是左眼 34mmHg、右眼 35mmHg。在经过耳磁治疗和耳放血后，其眼压降至左眼 17mmHg、右眼 17mmHg。

九、耳穴磁疗治疗心悸——稳心盒

一般情况下，正常人不会感觉到心脏跳动，但在剧烈运动或情绪紧张时则会感觉到。心悸是指人在平静时即可感觉到心脏有力的或不规则的跳动。有些患者去心脏科检查，医生不能发现任何器质性病变，但有些患者可能检查出心脏病，包括心律失常（如心动过速、心动过缓、期前收缩、心房颤动或扑动、房室传导阻滞、病态窦房结综合征）、预激综合征、心功能不全及一部分神经官能症等。耳磁治疗心悸仅用于那些只感觉心悸但没有心脏病的患者，有心脏病的患者应寻求专科治疗。

1. 中医对心悸的认识

心悸为中医病名，又称心动悸、心下悸、心中悸、惊悸、怔忡。指患者心中悸动、惊惕不安，甚至不能自主的病证。多因体虚劳倦、情志内伤、外邪入侵或用药不当等导致心血阴阳亏损，心神失养，或痰饮、心火瘀阻心脉，扰乱心神而发病。其病在心，与肝、脾、肾、肺四脏密切相关。此病有虚实之分：虚者为气、血、阴、阳亏损，心失所养而致心悸；实者多由痰火扰心，水饮上凌或心血瘀阻，气血运行不畅而引起。

2. 稳心盒

1）适应证：有心悸感觉者。病情严重者要遵心血管医生医嘱。

2）禁忌证：同耳穴磁疗的禁忌证（见第 31 页）。

3）稳心盒的组成：

（1）一个塑料耳模型，标有如下穴位（图 2-10）：

左耳心脏点：位于耳屏外侧面，屏上切迹与屏尖连线下 2/5，向面部外开约 0.3cm 处。此穴又称降率穴，可治疗心动过速。

心：位于耳甲腔中心凹陷处，用于治疗神经系统、心血管系统疾病，包括心律不齐等病症。

（2）磁片：强度 800Gs 的磁片，直径为 0.2cm 及 0.5cm 各若干，强度 2500Gs 的磁片若干。磁片北极朝向皮肤。

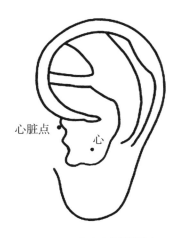

心脏点　　　心

图 2-10　治疗心悸的耳穴

（3）高质量低过敏性胶布。

（4）腕磁：两圈磁手镯，强度为 800Gs 或 2500Gs。用于左手或右手内关穴。伸臂、仰掌，腕横纹正中直上 2 寸，两筋之间即是内关（图 2-11）。该穴有宁心安神之功效。

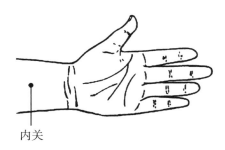

图 2-11　内关穴

磁手镯对手少阴心经、手厥阴心包经、手太阴肺经及手三阳经均有影响，治疗效果亦显著。

（5）玉石锤：每天轻击背俞穴或大腿前侧 1～3 次，可以镇静。

（6）使用说明书。

3. **病例报道**

病例 1：一位 88 岁的老先生患心悸，心律不齐，用稳心盒治疗，30 分钟后症状消失，心律恢复正常。

病例 2：21 岁的男青年停止吸毒后感觉心悸，用稳心盒治疗，2 天后心悸消失。

十、肾功能磁疗盒——肾功盒

适应证：肾功能不全。

禁忌证：同耳穴磁疗的禁忌证（见第 31 页）。

肾功盒的组成：

（1）一个塑料耳，耳上标有一个穴位：肾（图 2-12）。

（2）磁片：强度800Gs、2500Gs磁片各8个。

（3）高质量低过敏性胶布。

（4）使用说明书。

使用方法：将耳穴周围洗净，将磁片贴于双耳肾穴处。磁片北极朝向皮肤。左右耳均应贴磁片，一般贴于耳前穴位上，有些患者贴于耳后相应部位。但不可于同一穴位耳前、耳后各贴一磁片。

磁片可贴于耳上1周或更长。换磁片时，将胶布及磁片取下，弃胶布，清洁耳部皮肤，清洁磁片，再用新胶布将磁片贴于耳穴上。磁片是永磁体，可反复使用。

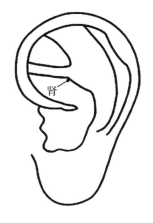

图2-12 治疗肾功能不全的耳穴

用耳磁治疗前要做肾功能检查，用耳磁治疗后2~3个月再检查肾功能以了解治疗效果。

病例报道：

病例1：男性患者45岁，肾透析每周3次，每次需要5小时左右。用耳磁治疗后肾功能有所改善，于是他停透析放假1周。

病例2：男性患者52岁，每次肾透析时头痛恶心，用耳磁治疗后症状有所缓解。

十一、头皮针穴位磁疗（磁安帽）治疗儿童多动症

儿童多动症以注意力不集中、情绪不稳、冲动任性为特点。

根据是否伴有多动又分为注意缺陷障碍和注意缺陷多动障碍。其发病人数占小学生的 1%～10%，男孩多于女孩。此症和遗传有关，母亲孕期身体精神调养失宜造成儿童先天虚弱，遂致本病。本病属于脑功能轻微失调或轻微功能障碍，是由于脑神经递质（如去甲肾上腺素、多巴胺）浓度低，不能抑制中枢神经系统的活动而引起。此症是儿童期心理疾病。

患儿智力正常或基本正常。由于精力不集中，故学习困难，成绩差。患儿情绪不稳，任性，无耐心，易冲动，有的患儿活动过多，容易铤而走险。有一些患者病症可以持续到成年。如患者得不到治疗，由于学习成绩不良，自尊心受挫，精神紧张、抑郁，致使社会交往困难，发生酗酒、吸毒、自杀、犯罪的可能性会增加。

中医认为本病是由于先天禀赋不足、后天调养失当所致。儿童属稚阴稚阳之体，且处于生长发育阶段。因为肾阴不足，肾主骨生髓，脑为髓之海，故髓海失充；肾阴不足，肝阳偏亢，心失所养。故主要表现为肾、肝、心阴阳失调。

西药、中药、针灸、心理咨询都是有效的治疗方法。很重要的一点是家长的态度。有些家长对患儿过于宠爱，凡事都顺着孩子，自然效果不会好。有些家长认为这样的孩子很讨厌，不好管，不如自己的其他孩子，于是采取歧视和不负责任的态度。依我的看法，家长应同情这个生病的孩子，和其他疾病一样，心理疾病也是病，也需要关怀和治疗。正因为这样的孩子麻烦多、不好带，所以家长应给予更大的付出。家长的任务是尽量多关心、多指导、不溺爱、多方寻找治疗方法，以保证孩子长大之后有一技之长，能够独立生活在社会上，并且不给社会造成负担，甚至可以对社会做出积极贡献。家长应下定决心带好这样的孩子。

此症属于大脑功能轻度障碍，而头皮针对脑的功能调节是有明显效果的。为了不让儿童受针扎之苦，根据头皮针原理，我设计了磁安帽，用于患者，取得较好疗效。

适应证：儿童多动症，包括注意缺陷障碍及注意缺陷多动障碍。

禁忌证：除前述耳穴磁疗禁忌证（见第 31 页）外，还有以下禁忌证。

（1）2 岁以下囟门未闭。

（2）30 岁以上。

（3）吸毒，酗酒。

（4）癫痫。

（5）脑肿瘤及其他脑病。

磁安帽（图 2-13）有强度 200～800Gs 的磁片 8 片，缝于双层帽垫中，其位置固定于与穴位相应的位置上，再将帽垫嵌于患者所喜欢戴的帽子里或头巾、发网上。磁片北极朝向皮肤。

穴位选择：神庭，额顶带前 1/4、前 2/4，左额旁 1 带，头五针，前顶至百会，四神聪。

（1）额顶带前 1/4、前 2/4：神庭穴亦在其中。此区覆盖了额顶带的前部，功效为宁神定惊、安心、理肺、宽胸。

（2）左额旁 1 带：为以头临泣为中点，上下各 0.5 寸，左右旁开 0.25 寸的区带，属足少阳胆经，取其疏肝功能。（参见朱明清《朱氏头皮针》）

（3）头五针：位于大脑额叶前部的额前区，即左右大脑外侧裂表面标志之间，此处可针刺五针，五针间距离相等，呈扇形排列。在磁安帽上取相同部位，以磁代针，用于治疗精神障碍、注意力不集中、抑郁症、儿童多动症，可增强记忆力。（参见林

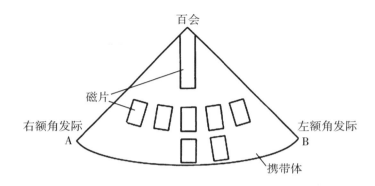

图 2-13　磁安帽内夹层（磁片及携带体）

学俭等《头皮针小脑新区》)

（4）前顶至百会：百会在头顶正中线与两耳尖连线交点处。前顶在百会前 1.5 寸，可开窍、平肝息风。

（5）四神聪：位于百会穴前后左右各 1 寸处，可治疗神经衰弱。

另外，每晚睡前用玉石锤治疗一次以平衡自主神经系统，可安眠。

患者每天可戴磁安帽 3 小时。具体时间不拘，白天、晚间或睡眠期间均可。

注意事项：个别患者开始用磁安帽时有轻微头痛，一般可逐渐消失，如头痛不消失，则停用。如症状有所好转，亦可停用。

病例报道：

病例 1：一个 6 岁的女孩被诊为注意缺陷多动障碍。心理医生给她的药物使她整天困倦欲睡、口干。她做护士的母亲带她来就诊。她帮助女儿把磁安帽垫放于头发网中，在夜间睡眠时使用。用磁安帽后，患儿对自己的控制能力增强，学习时可集中精力，在一个月内，她学会了很多新的单词。她的姐姐说："这在以前是不可想象的！"

病例2：母亲带着15岁的儿子来就诊。这个男孩被心理医生诊断为注意缺陷多动障碍。他在课堂上不能专心听课，总开小差，学习成绩极差。因为儿子学习不好，母亲为儿子担心，郁郁寡欢，自认为得了抑郁症。此男孩每天戴磁安帽3小时，学习成绩明显提高。他的母亲说："他好了，我的抑郁症也没了。"一家人皆大欢喜。

病例3：一位母亲带着11岁的男孩来就诊，他学习很好，但注意力不够集中，需要改进。他每晚睡觉时用磁安帽。两周后复诊。他说他很喜欢这个磁安帽，因为磁安帽使他睡眠香甜。

参考文献

［1］北京中医医院，北京市卫生职工学院中医部. 实用中医学［M］. 2版. 北京：北京出版社，1988.

［2］陈植，周万松，胡梅村. 磁疗法［M］. 北京：人民卫生出版社，1994.

［3］陈贵廷，杨思澍. 实用中西医结合诊断治疗学［M］. 3版. 北京：中国医药科技出版社，1994.

［4］李学渊，蔡大力. 内科治疗学［M］. 北京：人民卫生出版社，1998.

［5］上海中医学院. 针灸学［M］. 香港：中国图书刊行社，1985.

［6］黄丽春. 耳穴诊断治疗学［M］. 北京：科学技术文献出版社，1991.

［7］周衍椒，张镜如. 生理学［M］. 3 版. 北京：人民卫生出版社，1991.

［8］廖正品，陆绵绵. 中医眼科学［M］. 上海：上海科学技术出版社，1985.

［9］杨长森，何树槐. 针灸治疗学［M］. 上海：上海科学技术出版社，1994.

［10］朱明清. 朱氏头皮针［M］. 日本：东洋学术出版社，1989.

［11］林学俭，吴奇，于薪菁. 头皮针小脑新区［M］. 美国：金桃子出版公司，双鱼传播公司，2000.

［12］BEERS M H. The Merck Manual of Medical Information［M］. Second Home Edition. Merck Research Laboratories，2003.

［13］SCHMIDT R F，THEWS G. Human Physiology［M］. Berlin，Heidelberg，New York：Springer Verlag，1983.

第三章　一种神奇的草药——龙胆草

一、我对龙胆草的第一印象：可以治疗湿疹

在中国，人人都知道黄连是极苦的草药。我学中医时，讲草药的老师对苦药做了生动的描写：如果有人说"我的命真苦，就像黄连一样苦"，你就要这样劝导她："你的命还算好的，因为龙胆草比黄连还苦。"龙胆草可以说是草药中最苦的药。老师的这一生动描写给了我极其深刻的印象，同时也让我对龙胆草有点惧怕，这么苦的药一定很难下咽，不过其功效一定很厉害。

当我学完中医，回到原来的医院妇产科时，护士长要我给她的老乡看病，她老乡是附近工厂的工人，患有湿疹。皮肤科患者到妇产科看病并不常见，我意识到护士长对我有充分的信任。我有点紧张，因为我从来没用中药治疗过湿疹。

这患者的湿疹分布很特别，从右侧足底开始，向上行经踝关节内侧、小腿内侧、大腿内侧，经外阴达右腹部、右胸部、右侧乳头，形成一条长长的线形损伤，分布在肝经上。湿疹是红色的，有金黄色渗出物，显然性质属于湿热。我的印象中这是肝经湿热。治疗原则应是"清利肝经湿热"，方药应是龙胆泻肝汤。由于我刚学完中医，没有经验，又不是皮肤科医生，所以我提醒自己要谨慎。于是我问患者都做过什么治疗，她说她看过很多西医和中医，用了外用药，也喝了不少汤药，都不见效。我向患者

要了她曾经服过的中药方，并嘱咐她说，如果我有办法的话，我会通知她明天来取药。晚上回家后，我仔细研究了她原来用的中药处方，我发现这是一个去掉龙胆草的龙胆泻肝汤！我想这位开药方的医生也许和我一样，听说龙胆草是最苦的草药所以不敢用它吧。我又翻书查龙胆草，得知其药味虽苦，但无毒性，只要用对剂量是不会出事的。于是我决定用龙胆泻肝汤全方。第二天，患者来取药，我给了她三天的药。后来，患者没有复诊，护士长告诉我，患者湿疹已消失，并表示感谢。

有一天，我偶遇这位患者，我问她病情，她掀起裙子给我看已完全恢复正常的皮肤。我问她除了我的中药外，是否还做过其他治疗，她说没有，我才相信龙胆泻肝汤的确治好了属于肝经湿热的湿疹。

从此，我对龙胆草这味草药情有独钟。

让我们来分析一下这个药方，龙胆泻肝汤是泻肝胆实火、清肝胆湿热的主方（表3-1）。

龙胆草，其作用是清泻肝胆之火并利下焦湿热，为本方主药；黄芩、栀子苦寒直折，辅助龙胆草清热泻火；柴胡疏肝解郁；生地黄、当归滋阴润燥；木通、车前子、泽泻清热利湿；甘草调和诸药。全方起到泻肝胆火、利湿热之功效。

当然，每个患者的体质、症状、病史及现用药情况不同，具体问题，具体分析，开方不可以千篇一律。

表 3-1　龙胆泻肝汤——泻肝胆实火，清肝胆湿热

药名	剂量 （每日用量）	性味	药物归经	作用
龙胆草	9g	苦，寒	肝、胆	泻肝胆实火，清下焦湿热
黄芩	9g	苦，寒	肺、心、肝、胃、胆、大肠	清热利湿
栀子	9g	苦，寒	心、肺、肝、胆、三焦	泻心肺三焦郁火，凉血止血
柴胡	9g	辛、苦，微寒	肝、胆、肺	疏肝解郁
生地黄	9g	甘、苦，寒	心、肝、肾	清热凉血，滋阴养血
当归	6g	苦、辛，温	心、肝、脾	补血，活血止血
木通	6g	苦，寒	心、肺、膀胱、大肠、小肠	清利湿热，宣通血脉
车前子	9g	甘，寒	肝、肾、膀胱、肺、小肠	清热明目，利尿
泽泻	9g	苦、咸，寒	肾、膀胱	利水道，清湿热
甘草	3g	甘，平	十二经	调和诸药

二、龙胆草治疗霉菌感染

有些霉菌是人体正常菌群的一部分。在正常情况下，霉菌和其他细菌在人体共存，并形成健康的平衡状态。人体上皮细胞的不正常变化是导致霉菌感染的主要因素，遗传因素、营养不良、过度紧张或其他疾病都可以成为霉菌感染的诱因。长期服用抗生素也可造成霉菌感染，因为抗生素抑制了某些监视霉菌的菌群。如白念珠菌就是霉菌的一种，当抗生素抑制了监视它的细菌时，它就会引起口腔、阴道、肺部等部位的感染。当人体免疫力下降时，易于受到念珠菌、隐球菌等霉菌的感染，比如癌症、器官移植、慢性感染、获得性免疫缺陷综合征（艾滋病）、霍奇金病、中性白细胞减少症、血液系统疾病、内分泌系统疾病（如糖尿病）等患者易有霉菌感染。由于免疫缺陷，这一人群没有能力抵抗广泛存在的霉菌，他们易患全身性念珠菌感染、霉菌性肺炎、隐球菌脑膜炎及其他感染。

1. 龙胆草治疗霉菌性阴道炎——阴道白念珠菌感染

我曾在北京住过很长时间，那时，北京比较干燥，来妇产科治疗阴道霉菌感染的人很少。有一天来了一个阴道霉菌感染的患者，这个患者的阴道几乎被奶酪样分泌物填满，这就是白念珠菌引起的霉菌性阴道炎。我的同事给她治疗，她耐心地把阴道分泌物清除，然后用2%的龙胆紫（甲紫）涂抹阴道壁。经过两次治疗，患者痊愈。在美国天气比较潮湿，阴道白念珠菌感染比较多，但药店里没有龙胆紫卖，加之龙胆紫颜色很深，易弄脏衣服，故妇产科不用它。由于西药的抗霉菌效果差，患者就来中医诊所就诊。我给患者开龙胆草，让她们熬药坐浴，效果很好。后来，我让患者用龙胆草药液做阴道灌洗，效果也很好。为了患者方便，我去药房学习制造龙胆草坐药，即栓剂，使用方便，效果极佳。

这时，我产生了一个问题：龙胆紫是深紫色液体，而用龙胆草熬出来的药液是棕色的，它们是同一种东西吗？我的丈夫是著名的药理学家，我向他请教，经查阅大百科全书发现原来龙胆紫不是天然产物，而是人工合成的。龙胆紫的分子式与龙胆草中任何成分的分子式都截然不同。它们是不同的物质！好大一个误会，但偏偏又是一个奇妙的巧合。真可谓同病异治！后来我发现其他专业人士中也有人像我一样，以为龙胆紫是从龙胆草中提取出来的。

再去查文献，我发现了一篇中国与瑞士学者合作的文章，此文证实，龙胆草在试管中可抑制白念珠菌的生长。如果说我的治疗是在偶然的机会做了体内试验，那么我相信有条件的同行，可以做临床双盲试验了。

2. 龙胆草治疗艾滋病患者的霉菌性脑膜炎

一个患有霉菌性脑膜炎的艾滋病患者被他的朋友搀扶着走进我的诊室。一进门他就躺在沙发上了，他衰弱到连睁眼都没有力气的程度。他曾住院治疗，但效果不明显，昨天刚刚出院。患者现仍头痛、恶心、颈项僵直、全身乏力。我坦白地告诉患者，我没有治疗这种病的经验，他很理解，也很合作。我让他先和朋友回家，3 个小时后，由他朋友来取药。我决定用龙胆草加其他中药治疗。我给了他供 3 天用的草药。3 天后，他自己来到诊室，说症状明显缓解，精力有所恢复。于是，我又给了他 3 天的药。服了 6 天药后，这位患者痊愈，并飞往三藩市参加艾滋病会议。药方见表 3-2。

表 3-2　治疗艾滋病霉菌性脑膜炎病例所用药方

药名	剂量（每日用量）	性味	药物归经	作用
龙胆草	9g	苦，寒	肝、胆	泻肝胆实火，清下焦湿热
黄芩	9g	苦，寒	肺、心、肝、胃、胆、大肠	清热利湿
栀子	9g	苦，寒	心、肺、肝、胃、胆、三焦	泻心、肺、三焦郁火，凉血止血
西洋参	6g	苦、甘，凉	肺、胃	清肺养阴，益胃生津

　　艾滋病患者的霉菌性脑膜炎是一种严重的、致死率极高的疾病，是隐球菌在患者免疫缺陷的情况下致病的。中医认为隐球菌感染属于湿热，艾滋病相当于虚损，患者正虚邪实。表 3-2 所示的方中，龙胆草是主药，用以祛除湿热，即抑制和清除隐球菌；黄芩、栀子协助主药清利湿热；西洋参滋阴补气，用以恢复正气。四味药合用可祛邪扶正，使患者痊愈。

　　值得指出的是，药理学研究证明，龙胆草的有效成分可以穿透血脑屏障。也正是由于龙胆草有抗霉菌作用，而且可以穿透血脑屏障，所以它才可以有效地治疗隐球菌引起的脑膜炎。

　　3. 龙胆草治疗霉菌性肺炎

　　肺炎是由细菌、病毒、支原体或霉菌引起的肺部感染。有白血病或做化疗的患者可能罹患霉菌性肺炎，这是因为他们的白细胞不正常，抗病能力弱，并有菌群失调。龙胆草对此症有极好的效果。

　　我曾治疗过一位做化疗的白血病患者。他定期来做针灸以达到保健的目的。有一天，他来诊时咳嗽严重，吐黄痰。他不停地咳嗽，而且声音很大，好像有什么东西在他的气管里剧烈摩擦，听的人都为他难受。他的医生诊断他是霉菌性肺炎，并给他西药治疗，用药两周，无效。

　　我给他开了一剂中药，其中龙胆草是主药。用药 10 天，痊愈。第二年，他又有同样的肺炎发作，这次他没用西药，直接来我们门诊寻求中药治疗。我用同样的药方治好了他的肺炎。药方见表 3-3。

4. 龙胆草治疗口腔霉菌感染

　　白念珠菌可引起口腔感染，多发于免疫力低下的人群，如儿童、老年人、艾滋病患者、癌症化疗者、用抗生素或可的松及其他免疫抑制剂者。当白念珠菌与其他微生物之间原有的拮抗作用被破坏，白念珠菌就可以大量繁殖。白念珠菌可使口腔黏膜上皮细胞退化，形成浅表溃疡，退化的上皮细胞与渗出液、真菌聚集在一起形成白膜，其可发生于口腔的任何部位，如颊、舌、软腭、口底及口角。

　　口腔霉菌感染的患者会感觉口腔灼热、疼痛，有的患者口腔有异物感，好像有纸屑。如发生在婴幼儿，可有轻度发热，烦躁不安，哭啼拒食。口腔检查可见溃疡、片状或雪花状白膜，拭掉白膜后，可见疮面鲜红或有出血点。如感染发生在口角处，则可见白膜、皲裂和糜烂。

表 3-3　治疗霉菌性肺炎病例的药方

药名	剂量（每日用量）	性味	药物归经	作用
龙胆草	9g	苦，寒	肝、胆	泻肝胆实火，清下焦湿热
鱼腥草	9g	辛，微寒	肺	清热解毒，利湿，消肺痈
黄芩	9g	苦，寒	肺、心、肝、胃、胆、大肠	清热利湿
金银花	12g	甘，寒	肺、胃、心、脾	清热解毒
连翘	9g	苦，微寒	肺、心、胆	清热解毒，消肿散结
陈皮	3g	辛、苦，温	脾、胃	燥湿化痰
半夏	3g	辛，温	脾、胃	理气健脾，燥湿化痰
麦冬	9g	甘、苦，寒	胃、心、肺	养阴生津，润肺清心
天冬	6g	甘、苦，寒	肺、胃	养阴清热，润燥生津

　　治疗方法如下：将9g龙胆草放入一碗水（约200mL）中熬煮，水开后，小火煮10分钟，弃渣取药液。待药液冷却后，取出部分药液，用消毒棉签或筷子头蘸药液涂抹于患处，或用药液

漱口，每天 3 次，2～3 即可治愈。涂抹药液后不要因有苦味而立即漱口或喝水，应让药液停留在局部，以起到治疗作用。棉签或筷子蘸过的药液应弃掉，每次治疗使用新的药液和新的棉签。

第四章 有关妇女健康的几件事

一、中西医结合解释天癸

本章从中西医结合角度分析生殖系统，进行中西医名词术语比较。我认为，肾气代表内分泌，下丘脑、垂体、卵巢、睾丸都是肾气的组成部分。天癸相当于卵巢或睾丸。"天癸至"意为卵巢、睾丸功能成熟，"天癸竭"指卵巢、睾丸功能丧失。任脉相当于下丘脑 – 垂体 – 卵巢 – 子宫之间的联系，即反馈轴。冲脉是对以上生殖系统各器官的营养供应。天癸轴就是肾气 – 任脉 – 天癸 – 任脉 – 胞宫之间的反馈轴以及与冲脉的互相联系。胞宫即子宫。"妊娠"一词中的"妊"指女子任脉，在女子任主胞胎；"娠"指冲脉，因胃属辰时，冲脉意味着脾胃后天之本对生殖器官的营养供应。妊娠即是任冲脉功能正常的结果。

中医院校专科、本科及七年制各层次国家规划教材《中医妇科学》（以下简称"教科书"）中提出，肾气 – 天癸 – 冲任 – 胞宫轴可以解释月经产生的机理，这是中医妇科学与西医结合的重要研究成果。本章提出一些更具体的建议，以便对中西医理论的结合有更清晰的认识。

（一）中医对人体生殖功能的论述

《黄帝内经》首篇《素问·上古天真论》中对女性生长、发育、衰老的过程作了如下论述：

> 女子七岁，肾气盛，齿更发长。二七，而天癸至，任脉
> 通，太冲脉盛，月事以时下，故有子。……七七，任脉虚，
> 太冲脉衰少，天癸竭，地道不通，故形坏，而无子也。

男女皆有天癸。天癸亦有别称，如精气、元阴、元气。在
《妇人大全良方》中，天癸指月经，现极少用。

"天癸"一词最早见于《黄帝内经》。隋代杨上善注《黄帝
内经太素》云："天癸，精气也。"唐代王冰补注《黄帝内经素
问》认为"癸为壬癸，北方水，干名也"，属"天真之气"。明
代张介宾在《类经·脏象类》中云："故天癸者，言天之阴气
耳，气化为水，因名天癸，……其在人身，是为元阴，亦曰元
气，人之未生，则此气蕴于父母，是为先天之元气。人之既生，
此气化于吾身。第气之初生，真阴甚微，及其既盛，精血乃王，
故女必二七，男必二八而后天癸至。天癸既至，女子则月事以时
下，在男子则精气溢泻，盖必阴气足而后精血化耳。"清代吴谦
的《医宗金鉴》认为："天癸月经之源，受气天肾气间动气资
其，又靠后天之精血资其生。"《沈氏女科辑要笺正》认为天癸
是指肾水本体而言。

从以上的著述分析，天癸之中的"天"字意为来源于先天，
"癸"字意为天干中的癸水，即阳中之阴。天癸来源于肾并受肾
气盛衰的支配，随肾气的生理消长而变化。肾气初盛时，天癸尚
微；肾气已盛时，天癸蓄极而泌，亦即女子 14 岁、男子 16 岁，
天癸至，任脉通，太冲脉盛，女子月经来潮，男子精气溢泻，具
有生育能力。阴阳和合，故能有子。随着年龄的增长，肾之精气
渐衰，冲任亦衰，天癸渐枯竭。当女子 49 岁、男子 56 岁时天癸

竭，失去生殖功能。肾主生殖的功能是由天癸来实现的。天癸是肾气的一部分，即有生殖功能的生殖之精。天癸是先天之精，有赖于后天之精的补充，故天癸与脾胃即后天之本亦有密切关系。

（二）西医对生殖生理的理解

1. 胚胎期

胚胎期生殖腺来自胚胎的体腔上皮、上皮下方的间充质及原始生殖细胞。在胚胎第 3～6 周时，即已形成卵巢雏形。足月胎儿卵巢内约有 100 万个初级卵母细胞，其中的一部分可生长发育但很快退化，大多数初级卵母细胞一直保留至青春期。胚胎 10 周大时，下丘脑已分泌促性腺素释放激素（GnRH），其刺激垂体分泌促卵泡素（FSH）和促黄体激素（LH），至孕中期达到高峰。也就是说，下丘脑和垂体之间的关系早在胚胎初期就已建立。胎盘可释放大量雌激素，其通过反馈机制抑制下丘脑和垂体的分泌，这种情况一直延续到胎儿出生。

同样，睾丸也是形成于胚胎早期，并于胚胎 7～8 周大时产生外生殖器分化。

2. 儿童期

出生后，胎盘激素影响消失，FSH 会上升几个月，然后下降并保持低水平。在儿童期，促性腺激素和雌激素均保持低水平。

3. 青春期

当神经内分泌系统再次被解除抑制时，青春期就启动了。开始时出现垂体 FSH 和 LH 的夜间脉冲分泌，导致卵巢分泌雌激素逐渐增加，并反馈性地作用于下丘脑及垂体。经过反复的相互作用，两者达到和谐。到青春晚期，雌激素能通过正反馈及负反馈机制调节促性腺激素的释放，而最后达到脉冲分泌昼夜一致并引发月经周期中期的 LH 高峰，诱导排卵。卵巢产生雌激素和黄体酮，作用于女性生殖器官和组织，导致子宫内膜脱落、出血，这就是月经。雌激素、黄体酮通过刺激（正反馈）和抑制（负反馈）调节 GnRH、FSH 和 LH 的分泌。循环往复，调节月经周期。女性出现月经初潮是青春期成熟的里程碑性标志。

在月经初潮前约 2 年时间，肾上腺功能初现。肾上腺雄激素即脱氢表雄酮分泌增加，使阴毛与腋毛生长。

遗传因素和青春期起始年龄有关，如母女一般有相同的初潮年龄。营养因素亦十分重要，营养不良、身体没有足够的脂肪储存也会推迟青春期的来临。生长激素在青春期早期分泌量增加，与身高突增、骨骼增长增粗有关。生长激素的作用是与类胰岛素生长因子有关的，后者可促进蛋白质合成、脂肪储存。甲状腺激素可促进细胞代谢，对生长发育及生殖生理功能有直接影响。肾上腺的糖皮质激素、泌乳素和生殖功能亦有密切关系。

在男性，下丘脑分泌 GnRH 使垂体释放 LH、FSH，后两者再作用于睾丸，来调控性激素的合成与生殖细胞的发育、成熟。睾丸产生的雄激素及其代谢而产生的雌二醇反馈性抑制下丘脑的神经内分泌，从而形成下丘脑 – 垂体 – 睾丸轴。男子青春期的启动稍晚于女子。

综上所述，青春期的出现是从胚胎到青春期这一漫长的时期中，在多种激素、多种因素的参与下，各个器官生长发育成熟过程中所产生的生殖功能成熟。青春期的出现是生殖功能成熟的标志，它是人体整体成熟的一个部分，从此女性进入生育期。解开青春期的发动之谜，应从整体和发展的角度来看。

4．更年期

当妇女到达更年期时，卵巢的卵已基本排尽，没有雌激素的分泌，下丘脑－垂体－卵巢轴的调节也就会发生显著变化，月经停止，生殖功能终结。在男性，睾丸和雄激素的变化是逐渐而缓慢的，其促性腺激素水平降低，睾丸间质组织细胞数和睾酮分泌均减少。此期间肾上腺功能、生长激素、神经内分泌各种生理节律及睡眠的变化都说明生命向衰老转化。

（三）从中西医结合角度理解肾气、天癸、胞宫、任冲脉及妊娠

1．在女性，天癸相当于卵巢

什么是天癸？如前所述，天癸不是月经，月经是由天癸的作用而引起的。我们是否可以说天癸就是促性腺激素或是雌激素呢？从胚胎到新生儿，从童年到青春期，从生殖年龄到更年期，人体经历了一系列内分泌和生理的变化，由于多种因素参与了生殖生理功能的发生、成长、成熟及衰老，所以我们不应该简单地以一两种激素来代表天癸。天癸这一肾气中管理生殖的那一部分物质，在女性就相当于卵巢。这种看法有如下理由。

（1）天癸与卵巢都是与生俱来的。天癸为先天之精，卵巢在胚胎期即已形成并具有可供一生使用的卵泡。

（2）天癸与卵巢行使功能前都有一定的准备期，其功能有期限性。天癸随肾气生理消长而变化，肾气初盛时，无癸尚微，肾气已盛时天癸蓄极而泌，即是二七天癸至。"天癸至"中的"至"字意为"到达"，有成熟或功能完善之意，二七即准备期。卵巢也是同理，女子达青春期时卵巢才能行使生殖功能。从胚胎期至青春期即是准备期。天癸行使其功能有一定的期限性，在女

子一般是 14～49 岁。这正与卵巢的生殖功能期限相吻合。

"天癸至，月事以时下"正是卵巢功能成熟的表现，在整个生殖期卵巢一直在行使其功能，每月有一批卵泡发育并消耗，其中之一发育为成熟卵子排出，卵巢只有一定数量的卵泡，到约 49 岁，卵巢内的卵泡已用完，无卵可排，也不可能再分泌雌激素和黄体酮作用于子宫，因此不再有生殖能力，更年期到来。卵巢功能的终止就是"天癸竭"，"竭"为竭尽之意。因为天癸竭，月经停止，人体不再有生殖能力，即"地道不通，故形坏，而无子也"。天癸即是卵巢，"至"为卵巢功能成熟，"竭"为卵巢功能终止，天癸和卵巢的准备期都是从胚胎期到青春期。天癸的期限与卵巢的期限相一致，故天癸相当于卵巢。

（3）天癸和卵巢都有周期性。"天癸至，月事以时下"，说明天癸引来的是大约每月行一次的经血。卵巢分泌雌激素和黄体酮、排卵就是周期性的，激素作用于卵巢导致月经。周期性是天癸和卵巢共同的特点。

综上所述，根据胚胎学、准备期、青春期、期限性、周期性的特点，可以认为天癸相当于卵巢。

2. **肾气是什么**？

肾气功能广泛，其中之一是指西医的内分泌系统。仅就生殖而言，肾气指下丘脑、垂体、卵巢、睾丸及其功能。中医中的胞宫即指西医中的子宫，没有必要将卵巢、子宫同列于胞宫范围之内。

3. **任脉、冲脉在中西医结合中的位置**

如果天癸相当于卵巢，任脉、冲脉又有什么具体涵义呢？

《黄帝内经素问》云："任冲脉皆奇经脉也。肾之全盛，冲任流通，经血渐盈，应时而下。"说明冲任之本在肾。如肾是内分泌系统，则冲任二脉就是内分泌系统的一个部分。

在中医，除了十二经脉外，尚有奇经八脉。其中很多是从十二经脉分出，在循行中与其他各经交叉衔接，密切了各条经脉之间的联系。奇经对十二经脉有渗灌和溢蓄的调节作用。当十二经脉和脏腑之气旺盛时，奇经能加以涵蓄，而当人体生理活动需要时，奇经又能够渗灌和供应，可见，奇经与十二经脉犹如湖泊与河流，可互相调节水量。奇经八脉对十二经脉起着分类、组合和主导作用。"冲为血海，任主胞胎"，其中任脉起于中极，与肝、脾、肾三经分别交会于曲骨、中极、关元，取三经之精血以为养。任脉有总调阴经脉气的功能，为"阴脉之海"，凡人体一身之精、血、津液均由任脉主司，妇女的胎、产、经、带诸病，与阴血关系最大。"任主胞胎"意为任脉有妊养之本，说明任脉对诸阴经和生殖有主导和统率作用。只有任脉之气通，才能促使胞宫行经，行使孕育胎儿的功能。任脉异常时，男子内结七疝，女子带下瘕聚。

冲脉起于胞中，与足阳明胃经相通，得胃气之濡养；其上行支与诸阳经相通，得以温化；其下行支与肾经相并而行，使胃中真阴滋于其中。其"渗诸阳""渗诸阴"，与十二经相通，是全身气血运行的要冲，故冲脉有"血海""十二经脉之海""五脏六腑之海"之称。只有五脏六腑发育完善、冲脉充盛时才可能有生殖功能的成熟。冲脉不调会有"绝孕""漏胎"等病患。

任主胞胎，任脉对生殖功能的主导作用极其类似下丘脑－垂体－卵巢－子宫轴的各部位之间的联系，犹如下丘脑和垂体之间，下丘脑、垂体与卵巢之间及卵巢与子宫之间的联系，这也就是反馈联系，将以上几个部位贯穿成轴。任脉通意味着反馈轴的完善成熟，因此天癸才可以发挥其作用导致月经初潮，女子进入生殖期。至约 49 岁任脉虚时,下丘脑－垂体－卵巢－子宫轴各部分之间的反馈联系发生显著变化,也就是任脉虚,女子进入更年期,月经停止,不再有生殖能力,于是"地道不通,形坏而无子也"。

冲脉联通先天之精与后天之精,为先天之精及其成熟提供营养保证。前面我们提到在生长发育过程中,生长激素、类胰岛素生长因子、甲状腺激素、肾上腺皮质激素、雌激素、雄激素都参与其中。体重的增加、骨骼的发育、脂肪的蓄积及内分泌的平衡都是生长发育完善的体现,这也是肾气充沛,五脏六腑发育完善,经脉充盛之时,自然作为"五脏六腑之海""十二经脉之海"的冲脉就到达了极盛时期。在更年期,脏腑气血衰,冲脉气血亦渐衰少,加之天癸已竭,故月经停止,生殖功能丧失。

肾气、天癸、胞宫、任脉、冲脉在生殖系统中代表不同的器官,它们都是组成生殖系统不可分割的部分。

4. 妊娠二字是何意?

在中医中,妊娠即指妇女怀孕。《黄帝内经》称"重身",《左传》载有"后婚方妊",《金匮要略》始称"妊娠"。《说文解字》解释为"妊,孕也""娠,妊身动也"。我们还可以对妊娠一词做进一步的解释。在女子,"任主胞胎、冲为血海""二七天癸至,任脉通,太冲脉盛,月事以时下,故有子""七七任脉虚,太冲脉衰少,天癸竭,地道不通,故形坏而无子也"。可以看出任冲二脉对怀孕的重要性。妊为女子任脉,有妊养之本;娠为女子冲脉,胃属辰时,脾胃相表里,是为人体提供营养的后天之本。冲脉通过胞脉与肾经相通形成太冲脉,也就是后天之本与先天之本相联结。故妊娠二字与任脉、冲脉有关。只有任脉通,太冲脉盛时,女子才能怀孕,即妊娠。

（四）天癸轴的命名

在西医，内分泌有几个反馈轴，有关生殖的是下丘脑－垂体－卵巢轴。下丘脑和垂体在脑部，位置较高，卵巢在腹腔，位置较低。卵巢的鲜明特征是期限性和周期性，它在这个反馈轴中有决定权和支配权，故这个反馈轴可以称为卵巢轴。天癸二七才至，七七已竭，这是它的期限性。在二七之前卵巢不能完全应答下丘脑和垂体发来的信号，七七后更是对这些信号无反应了。下丘脑和垂体在胚胎期就开始工作，更年期也在工作，只是卵巢不反馈了，这是卵巢的期限性。月经每月行一次也是由于卵巢排卵所致。卵巢的期限性和周期性使它支配这一反馈轴，故以卵巢轴命名这一反馈轴更能反映生理的真实状况。器官在人体的位置不是决定一切的。卵巢位置虽比下丘脑和垂体低，但仍可起主导作用。如前所述，天癸即是卵巢，卵巢轴在中医可称为天癸轴，即肾气－任脉－天癸－任脉－胞宫及冲脉轴，见图4-1。

（五）本文与教科书论点的不同之处

1. 轴的各组成部分的含义

马宝璋教授提出了中医的肾气－天癸－冲任－胞宫轴。此轴联络了中医有关生育的名词，使它们关联成为轴，有中西医结合的意图，毫无疑问是个创举，但中医术语定性不明确，肾气、天癸、冲任、胞宫的具体含义仍不清楚。既然是和西医下丘脑－垂体－卵巢轴相呼应，那么肾气、天癸、冲任、胞宫各代表什么就是显而易见需要回答的问题了。本文对此给予了回答。

2. 关于轴的顺序

教材中以肾气－天癸－冲任－胞宫为轴，故冲任联系了天癸与胞宫，很容易使人想到卵巢与子宫的关系，也就是卵巢分泌雌激素和孕激素作用于子宫产生月经。任冲的作用应该更广泛。在本文图 4-1 中任脉不仅介于天癸与胞宫之间，更重要的是任脉还位于肾气之下、天癸之上，与西医的下丘脑－垂体－卵巢轴的反馈联系相呼应。任脉承担了几个内分泌腺体之间的正反馈、负反馈联系，将它们贯穿成轴，这就是任主胞胎的深刻含义。而冲脉则是整个系统的营养供应。

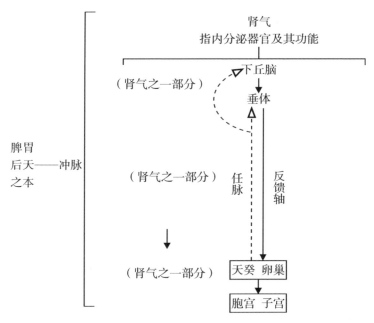

图 4-1　肾气－任脉－天癸－任脉－胞宫及冲脉轴

参考文献

［1］马宝璋. 中医妇科学［M］. 北京：中国中医药出版社，2004.

［2］北京中医医院，北京卫生职工学院中医部. 实用中医学［M］. 北京：北京出版社，1988.

［3］成都中医学院妇科教研室. 中医妇科学［M］. 北京：人民卫生出版社，1986.

［4］葛秦生，田秦杰. 实用女性生殖内分泌学［M］. 北京：人民卫生出版社，2008.

［5］葛秦生. 临床生殖内分泌学：女性与男性［M］. 北京：科学技术文献出版社，2000.

［6］上海中医学院. 针灸学［M］. 香港：中国图书刊行社，1985.

［7］BEERS M H. The Merck Manual of Medicine Information［M］. Second Home Edition. Merck Research Laboratories，2003.

［8］KNOBIL E. Neuroendocrine Control of the Menstrual Cycle［J］. Progress Hormone Research，1980，36：53 – 88.

二、什么是子宫内膜异位症？

（一）西医对子宫内膜异位症的认识

正常情况下，子宫内膜是位于子宫腔内壁的。如子宫内膜生长于子宫肌肉内则称为子宫腺肌症，如子宫内膜生长于子宫腔以外则称为子宫内膜异位症。异位的子宫内膜可生长于卵巢、支持子宫的韧带、大肠壁、小肠壁、输尿管、膀胱、阴道、手术瘢痕上，偶可见于胸腔或肺。异常位置的子宫内膜受卵巢周期性分泌的雌激素和黄体酮刺激，会在月经期出血，造成痛经、腹痛并形成瘢痕组织，引起不孕。

异位的子宫内膜是如何走出子宫腔的呢？有一种说法称为种植理论——也就是经血倒流理论。在正常情况下，卵巢分泌的雌激素和黄体酮刺激子宫内膜增长变厚，当卵巢激素下降时，子宫内膜失去了激素的支持，就从子宫内壁脱落。当子宫内膜脱落时，会在子宫内壁形成一个伤口，这个伤口就是月经血的来源。为了将子宫内膜和血液排出，子宫就收缩，绝大部分脱落的子宫内膜和血液经阴道排出，这就是我们所看到的月经。如果子宫收缩时部分子宫内膜和血液向反方向流动，有些就会经输卵管到达盆腔，并种植、生长在腹膜表面，随着卵巢激素的周期性变化而生长、出血，于是就形成了子宫内膜异位。不同于正常位置的子宫内膜，异位的子宫内膜及其出血没有排出通道，因此会引起严重的痛经、腹痛，形成瘢痕，造成不孕。

为什么子宫内膜会在子宫之外生长呢？有如下几种解释。一种是与免疫系统有关的学说。正常免疫系统具有监督功能，它可以防止异位的子宫内膜生长，当免疫功能受损时，这种监督功能降低，就不能防止异位的子宫内膜生长。另一种是未破卵泡黄素化综合征学说。未破卵泡黄素化综合征无排卵，因此盆腔的激素环境不正常，这种不正常的环境有助于异位子宫内膜的种植，导致约半数子宫内膜异位者不孕。

（二）中医对子宫内膜异位症的看法

中医没有子宫内膜异位症一词。中医认为经血逆流可造成气滞血瘀，不通则痛。肝气郁滞及长期的气滞血瘀可造成癥瘕积聚。患者正气不足，故不能驱除逆流经血所造成的癥瘕。此外，下腹部受湿邪、热邪、寒邪侵袭加之肾气虚都是月经不调及不孕的原因。

（三）西医治疗

西医用药物抑制卵巢分泌激素以阻止异位子宫内膜的生长。手术可切除异位的子宫内膜。但药物治疗不能治愈此病，停药后症状会复发。

（四）中医治疗

中医以针灸和中药同时应用来消除气血瘀滞，清热利湿，温煦经络，祛除寒邪，滋补肾气，加强内卫气（即免疫力，见第七章），有较好效果。

失笑散是用来治疗子宫内膜异位症的主要处方。其功效是活血行瘀，散结止痛。适用于瘀血积滞作痛，如痛经等。我所用的药方是以失笑散为主的加味处方。

针灸每周 1~2 次，可理气止痛、补肾、调经，治疗不孕。

（五）病例报道

一位 39 岁的妇女，从未怀孕，20 年前就诊断为子宫内膜异位症。月经 13 岁初潮，每 3~6 个月 1 次，1 年才有 2~4 次，每次 5~21 天。痛经极严重，需停止工作，甚至不能走路。两次月经中间仍有腹痛，故经常服用止痛药。她曾有月经期性交史，月经期用阴道棉塞多年，有阴道霉菌感染和慢性膀胱炎历史。曾手术切除右侧卵巢囊肿及输卵管。

1．望诊触诊

舌绛紫，舌根有白厚苔，脉沉、滑。

2．中医诊断

少腹气滞血瘀，肝郁气滞，下焦湿热，肾虚。

3．治疗

1）中药治疗：

（1）失笑散加味：蒲黄，五灵脂，当归，川芎，柴胡，白芍，生地黄，香附，川楝子，乳香，没药，延胡索。此方可活血化瘀、通经散结止痛、疏肝解郁、行气止痛、和血补肾。

如患者有出血性疾患，或用了许多西药止痛剂，造成血液稀释，则应慎用本方，以防出血。

（2）八正散去大黄：萹蓄，瞿麦，栀子，滑石，木通，车前子。此方可清热祛火、清下焦湿热、利湿通淋。去大黄的原因是患者不易接受大黄所致的腹泻。

以上两方同时使用。

2）针灸治疗：以朱氏头皮针为主。

（1）额顶带后1/4：治疗下腹部、生殖系统疾患，输尿管、膀胱、腹腔疾患，补肾。

（2）神庭：镇静止痛。

（3）左额旁1带：疏肝理气。

（4）左、右额旁2带：治疗下焦病，调经止痛。

（5）体针：取三阴交、地机、阴陵泉、太冲穴。

3）疗程：每周针灸1次，共针4个月，每天服药。

4）疗效：治疗1个月后，痛经明显减轻。月经期可坚持工作。4个月后月经规律。

自此她开始测量基础体温以观察排卵。其月经28天1次，每次 5 天，月经中期体温升高，显示有排卵。

随访 10 年，患者病情平稳，进入更年期。

4. 预防

子宫内膜异位症是一种可以预防的疾病。关键在于尽量减少脱落的子宫内膜向上行走并进入输卵管和盆腔的机会。在月经期尽量不要增加腹压，以减少脱落的子宫内膜和经血的倒流。下面几项值得注意：

（1）避免在月经期及产后性交。月经期性交会给阴道和子宫造成向上的压力，这种压力使脱落的子宫内膜和经血不能顺利地经阴道排出体外，反而迫使其向上行经输卵管进入盆腔。在产后，产妇应有恶露出现，即产后 3 ~ 4 天阴道有红色排出物，继之有白黄色排出物，这需要 10 ~ 12 天才可能结束。在产后性交会阻止恶露排出体外，易造成子宫内膜异位。更有甚者，会造成子宫的感染，因为子宫的胎盘剥离面及内膜剥离面都是创面，应给予足够的时间使其愈合。

不同的文化背景使得人们对以上问题有不同的认识。中国人在这方面有好的传统，有的患者向医生哭诉有经期性交史，医生会很生气地说：“你的丈夫真不讲道理！”亦有产后婆婆陪儿媳睡觉的习俗。希望我们民族能保持这些有利于妇女健康的好传统，不要不加分析地学习他人的不良习惯。

（2）月经期应少用棉塞。如上所述，月经应该向下流，排出体外，而棉塞的作用是堵住血流，阻止其排出体外。由于棉塞的应用，当子宫收缩时，经血不能向下流而是向上走，会造成子宫内膜的盆腔异位。

有人说：“我只是在月经多的那几天才用棉塞。”实际上，经血越多，棉塞就越有害。经血多时，应让它尽快排出体外。为了不至弄脏衣服而造成尴尬，可频繁如厕，同时穿深色裤子。

更有害的是棉塞可以引起严重的中毒性休克。用棉塞时可产生葡萄球菌感染。细菌产生的毒素经阴道或子宫的小伤口进入血液循环或进入盆腔，可致人休克，故用卫生巾比用棉塞更卫生、更安全。

（3）月经期应少运动。月经期应避免剧烈运动如游泳、跑步、打球等。应尽量避免增加腹部压力的运动，避免接触凉水。大、中、小学女生月经期可免体育课。

（4）月经期应尽量避免妇科检查，只有非常有必要时才做。

三、月经中期出血

什么是月经中期出血？

月经周期的计算是从月经的第一天算起的，如本次月经的第一天距离下一次月经的第一天是 28 天，那么这个月经周期就是 28 天。如果在这个周期的中间出血，也就是在第 12～16 天出血，就叫月经中期出血。这种出血量一般不大，也有出血多似月经者。有些妇科医生认为这是正常现象，无须治疗。他们认为在月经中期有排卵、有激素变化，子宫内膜由于激素变化而脱落，故可引起出血。但为什么绝大多数妇女没有月经中期出血呢？月经应该是一个月一次而非一个月两次。月经中期出血会给患者带来不便，月经中期正是排卵期，此时出血妨碍受孕，且易造成感染，故月经中期出血是不正常的，应给予治疗。

有人认为月经中期出血必然是激素分泌不正常，中医、西医都试用过激素调节治疗，但很难奏效。人体激素的调节是微妙而复杂的，用激素调节月经中期出血，不但不易成功而且还会扰乱激素的分泌。刘奉五老医生认为频繁的出血意味着下焦湿热。他用清热燥湿法来治疗月经中期出血，取得非常满意的效果。他用的方剂正是八正散。我用他的方法治疗十余例患者，仅治疗 5~10 天即可，效果极佳。因为治疗的目的是清下焦湿热而不是调节激素，故治疗不一定要在月经中期，任何时段均可。方药如下：

（1）八正散：萹蓄，瞿麦，栀子，滑石，木通，车前子，甘草梢，大黄。此方可清热祛火、清下焦湿热、利湿通淋。

（2）八正散去大黄：由于八正散中有大黄，患者服后易腹泻，故不愿服用。于是"八正散去大黄"的组方应运而生，效果亦极好。

（3）黄芩：我曾用单味药黄芩治疗月经中期出血也取得相同效果。黄芩味苦性凉，苦可燥湿，凉则去火，且黄芩入血分，这可能是它有效的原因。

子宫内膜脱落是受激素调节的，月经中期出血与否亦应与子宫内激素受体及其环境有关。刘奉五老医生在调节激素不奏效的前提下，考虑到子宫的病理环境，提出相应的治疗，为我们提供了分析病情时的思路榜样。

四、关于不孕不育

一对夫妻，有正常性生活，不采取避孕措施，1 年内怀孕的概率约为 60%，2 年内约为 80%，3 年内约为 90%。大约有 10% 的妇女在 3 年内还不能怀孕，这时可诊断为不孕或不育。下面有几个病例报道，每例不孕不育的原因不同，处理方法也不同。

病例1：我在北京做妇产科医生时，曾接诊了一位 30 岁的妇女，她结婚 3 年还没怀孕。其丈夫精液检查正常，她的基础体温曲线正常，说明她每月有正常排卵。我给她做了妇科检查，发现她的子宫呈后倾位并向右倾斜约 45°角。在正常情况下，精子需要经过子宫颈进入子宫腔，然后到达输卵管与卵子相遇并结合，形成受精卵，也就是怀孕的开始。当时，给她做完检查后，我认为这个向后右倾斜的子宫位置不利于精液从子宫颈进入子宫腔。于是我建议她性交后在左臀下部垫一个枕头，以利于精液进入子宫腔。

9 个多月后，这位妇女来住院分娩。她在我耳边细语说："按照你的建议，我们只试了一次就怀孕了。"

病例2：一位 33 岁的妇女，结婚 4 年未怀孕。夫妇双方经过西医检查，均未发现异常。我用朱氏头皮针予以治疗，以下为治疗部位：

（1）神庭，可宁神镇静。

（2）额顶带后 1/4，可补肾，治疗下腹部疾患和生殖系统疾患。

（3）左额旁 1 带，可疏肝解郁。

（4）前顶透百会，可补肾阴。

这位患者每周治疗 1 次，4 周后怀孕，并足月顺产一健康婴儿。

病例3：一位 35 岁的妇女患多囊卵巢综合征。患者 11 岁月经初潮，月经不规律，有时 1 年只有两次月经。其身体超重，上唇、下颌、腿部体毛粗糙，阴毛呈男性化分布。她已婚多年，却一直未怀孕。治疗采用朱氏头皮针，治疗部位如下：

（1）神庭头皮穴，额顶带后 1/4 两针，前顶透百会，进气法。

（2）左额旁1带，轻抽气法。

（3）体针取穴三阴交、阴陵泉、太冲、天枢、关元、气海。

患者每周治疗1次。针灸4次后，患者月经开始正常，每月1次，在第三次月经后怀孕，顺产一子。

病例4：我曾邀请著名耳针专家黄丽春医师到我诊室和我联合诊治患者1周，黄医师对患者做耳穴诊断。患者蜂拥而至，我们度过了繁忙而有意义的时光。有一位29岁的妇女，结婚1年未孕，双方家族盼生育心切。黄医师给她做了耳穴诊断，发现耳三角窝处有红肿。三角窝是盆腔在耳郭上的代表部位。我立即给患者做了腹部检查，发现右下腹有压痛。我们认为此患者有盆腔感染，并决定用中药治疗。

方用八正散去大黄加败酱草、蒲公英以祛下焦湿热，清热解毒。两个月后此患者怀孕，后顺产一子。

五、关于妇女更年期综合征

更年期是指妇女从生殖期过渡到非生殖期的年龄阶段，它是正常妇女一生中的一个正常阶段。它是生育期的结束，此时卵巢停止排卵，月经停止，自然生育功能终结。绝经一般发生在45~55岁。如无任何病理原因，连续12个月无月经，最后一次月经后为绝经期的开始。

女性更年期包括绝经前期、绝经期和绝经后期。在更年期60%~75%的妇女会有症状出现，更年期出现的各种相关症状统称为更年期综合征。症状可轻可重，有人只有单一症状，有人会有多种症状，严重者可影响生活和工作。症状持续时间可长可短，从数月到数年均有。潮热是常见的症状，表现为突然感到全身发热并出汗，尤其是面部和颈部；有时有盗汗，有些妇女因夜汗影响睡眠；有些妇女全身感到热或手足心热。更年期亦会影响妇女的心理和情绪，易被激惹、情绪不稳定、失眠、易疲乏、眩晕耳鸣等症状均可发生。更年期还可能出现四肢或颜面浮肿、关节痛、尿失禁、膀胱炎、阴道炎及阴道干燥等问题。更年期妇女会有骨质疏松和心血管疾患。这一系列的变化均和雌激素缺乏有关。

《素问·上古天真论》云："女子……七七任脉虚，太冲脉衰少，天癸竭，地道不通，故形坏而无子也。"这说明更年期脏腑功能衰退，生殖功能结束。原因是肾阴虚或肾阳虚或肾阴阳俱虚，心脾不足，肝失调和。

1. 关于雌激素替代疗法

20世纪60年代起西方采用激素替代疗法治疗更年期综合征，即补充雌激素和黄体酮使其在人体达到绝经前的水平，以减轻绝经期的不良症状。在2002年7月，美国卫生研究院在美国医学会杂志上发表了关于美国妇女健康研究的部分研究结果。这个研究采用随机对照的方法，由40个临床中心合作，对50~79岁161 809名更年期妇女进行预计期为8.5年的临床研究。其目的是观察雌激素加黄体酮的应用对于治疗更年期综合征的利与弊。实验在进行到5.2年时停止，因为观察结果证实激素替代疗法并没有达到矫正更年期综合征的预期效果，反而增加了子宫内膜癌、乳腺癌、胆囊结石、中风、血栓性疾病、糖尿病、高血压等病症的发生率。面对这种情况，美国安全监查小组决定提前终止激素替代组的实验。自然界的天然性激素与人工合成的性激素在副作用上无区别。从此，越来越多的医生和患者放弃了激素替代疗法，寻找其他途径解决问题。

2．**病例报道**

病例 1：用激素替代疗法后患乳腺癌。

一位 56 岁的心理科医生来就诊，诉由于应用激素替代疗法，她得了乳腺癌，后悔不已。乳腺癌手术前她来我诊室做针灸治疗，以求镇静安神。

病例 2：用激素替代疗法后子宫大出血。

一位 75 岁的老妇人用激素替代疗法后，时不时有子宫大出血，家人不得不将其送急诊室止血、输血。

更年期一大优点就是没有月经，既不麻烦又不受罪。而且没有月经是老年妇女的特征和身份象征，不要人为改变。

病例 3：用激素替代疗法后，上臂血栓形成，导致截肢。

一位 82 岁的老妇人，用天然激素替代疗法约 30 年，"天然"是指这些激素并非人工合成而是取自自然界的。她使用的激素包括雌激素、黄体酮和雄激素。药厂每月给她特殊配制，而且她本人是这个厂的推销员。她说她的药是药厂特殊为她配制的，她有一种受特殊照顾的荣誉感。但因用药导致了右上臂血栓，被迫手术截除右上肢。术后她因幻肢痛来就诊，要求针灸止痛。她不能自己穿衣、开车……生活不能自理。由于只能用左手臂做事，导致左手臂疼痛。她对我说："生活是一场悲剧！"我劝她停止为这个厂销售激素制品，"己所不欲，勿施于人"。

3．**医学界的争论**

对于激素替代疗法，在医学界是有争论的，应用与否应有如下考量：

（1）利与弊的选择：更年期症状有轻有重，而激素替代疗法的副作用如导致心脏病、中风、乳腺癌、血栓等，都有严重的甚至致命的后果。患者是否值得冒这么大的风险来解除更年期症状，是医患都应首先考虑的问题。

（2）选择其他疗法的可能性。一般人认为治病必求其因。更年期综合征是由于雌激素的缺乏所引起的，故补充雌激素是理所当然的治疗方法。实际上，世界上的事物比这个简单的推理要复杂得多。中医一向就有同病异治、异病同治的方法，西医也有这种方法。激素代替疗法不应该是唯一的途径。

中医认为妇女在绝经期脏腑功能日渐衰退，可有肾阴亏虚，肝失所养，肝阳上亢，冲任亏损，精血不足。如劳心过度，更耗营阴，可致使肾阴更亏，阴损及阳，阴阳俱虚，形成阴阳失衡的病理状态。

比如潮热属于阴虚和虚火的证候，大家常见的中药方知柏地黄丸是针对此症极好的选择，其作用是滋补肾阴、清虚火。其主方是六味地黄丸。方中熟地黄滋补肾阴，山药补脾固肾，山茱萸温补肝肾，泽泻降泻肾浊，茯苓淡渗利湿，牡丹皮清泻肝火。六味地黄丸为补肾的基本方剂，加知母、黄柏治阴虚火旺，适用于更年期潮热。在临床上，知柏地黄丸是深受患者欢迎的中药方。这也说明不只是雌激素可治疗潮热，像知柏地黄丸这种毫无激素成分的中药方照样可以解决问题而且没有副作用。

对于更年期的精神症状如情绪不稳定、易被激惹、失眠等，中药方逍遥丸、甘麦大枣汤、酸枣仁汤、清心莲子饮等都是很好的选择。对于泌尿系统炎症如尿频、尿痛，用八正散去大黄是极佳选择。

针灸对更年期综合征亦有极好效果，如第一章所提到的背俞穴梅花针叩刺、玉石锤叩击都可以有效地调节自主神经系统功能，其他如用头皮针、耳针、耳磁、体针等补肾、平肝、安神，都应是医患的选择。饮食调节、作息时间调节、运动都应该是整体治疗的一部分。

（3）向患者解释利与弊。如果医生认为患者的确需要激素替代疗法，应向患者解释其利与弊，并将材料打印好交给患者，使患者和家属得到知识，让他们知道多种治疗途径。在决定治疗方案时，要充分征求患者的意见。

（4）对待医学争议的态度。在一个地区、一个医院，尤其是有权威专家的医院，如果大多数医务人员都反对激素代替疗法，只有个别医生愿意使用激素代替疗法，估计他也不会顺利；相反，绝大部分医务人员用激素代替疗法，少数人不用，他就会被孤立。最好不要勉强一致。我认为在有争议的医学领域，每个人都应从患者的最大利益考虑才是。

（5）建议进行临床试验。如果坚持激素替代治疗，最好考虑进行大规模的随机对照长期试验，用科学研究的结果证实它的可取性、安全性及副作用，也就是利与弊。只有这样，才有说服力，才有利于患者和社会。

（6）正确对待更年期。更年期的确是妇女一生中一个正常的阶段。这一阶段的人生是有特点的。一般妇女到 50 岁左右已有丰富的人生经验，思想成熟，有一定程度或较高的教育水平，经济上也有一定保证，孩子们也都长大了，这正是享受人生的时候。如果年轻时想学什么因为忙于工作和家务没学成，现在可以还愿了。有些妇女在更年期又创造了新的事业。所以说更年期对妇女来说是人生的宝贵时光，千万要珍惜。

第五章 耳轮红点、血管及耳轮放血

一、耳穴的向轮性分布及耳轮红点、血管的临床意义

人体在外耳是以倒置胎儿的影像存在的，头朝下，脚朝上（图5-1）。也就是说耳垂相当于头面部，耳舟相当于上肢，对耳轮上脚相当于下肢，耳甲腔相当于胸腔，耳甲艇相当于腹腔。同时在耳郭，耳穴是向轮性分布的。也就是耳穴从耳郭中心向耳轮

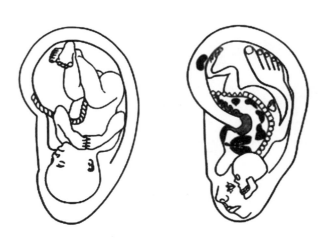

图 5-1 耳郭倒置胚胎示意图

125

放射性排列。但在有关耳穴的书中缺少对向轮性的解释。在观察耳穴变化以诊断疾病的书中，很少对耳轮上的病理变化如红点及血管充盈进行描述。我观察耳穴时发现，耳穴病变可以从耳穴放射性地延伸至耳轮，在耳穴及耳轮之间形成血管充盈、红晕，耳轮亦可出现充盈的血管及红点。这种现象可以从病理上解释耳穴的向轮性。我将在耳轮上出现的血管充盈、红晕称为耳轮红点及血管。在耳轮放血可以解除气滞血瘀，达到行气活血、化瘀生新、消炎止痛的效果。耳轮红点、血管放血可以做到有的放矢，收到立竿见影的效果。故此，我设计了耳轮放血的方法。

耳穴病变的向轮性现象和血管在外耳的分布有关。耳郭的动脉来自颈外动脉的分支——颞浅动脉和耳后动脉。动脉都是由耳根部和外耳道附近向耳轮分支的。耳郭静脉与动脉伴行，静脉在耳轮和耳垂有较大的吻合支连接。耳轮是耳郭血液循环的最远端位置，也是血液循环比较丰富的区域。当身体某一部分有气血阻滞时，其病变就反映到与其相应的耳穴上，此穴表现出气滞血瘀的变化，并延伸到气血走行的末端部位——耳轮，耳轮上就可以出现红点、扩张血管及红肿。有时可以看到红肿和扩张血管从耳穴一路延伸至耳轮，这更进一步说明病变在耳郭上表现出连续性并显示出走行路线，这就是耳穴分布向轮性的体现。耳郭出现红肿、扩张血管在许多教科书中已提及，但未见专门提出耳穴病变的向轮性和耳轮红点、充盈血管及其临床应用。耳轮红点、血管是耳放血的最佳选择部位。耳轮红点、血管的形成和血管的分布有关，耳轮分布着血管的末梢。这样有的放矢地针对病变部位进行治疗，必会收到事半功倍的效果。而且耳轮的变化亦可成为耳穴诊断的参考，尤其是了解了这种变化的来源后，可将耳穴和耳轮的变化联系在一起，甚至从耳轮逆着气血走行方向找到病变穴位。对耳轮红点及血管的观察有利于疾病的诊断和治疗，这就是其临床意义所在。

二、如何使耳放血成功有效

1. 什么是耳放血治疗？

耳放血是一种针灸治疗方法，是用刺血针刺耳，然后从针刺部位挤出数滴血液，以减轻患者症状的方法。一般来说，身体左侧有病，取左耳放血；身体右侧有病，取右耳放血。

2. 耳放血的作用

耳放血可以疏通经络气血、祛瘀生新、镇静、止痛、消除炎症或感染。耳放血可以治疗气滞血瘀所引起的不适，如头痛、颈项肩痛、膝痛、腰痛、热邪亢盛引起的惊厥抽搐、肝郁气滞引起的焦虑不安、肝阳上亢所致的头晕目眩，以及肺和大肠实热引起的眼结膜红肿及皮肤病等。

3. 耳放血治疗的禁忌证

患者有血液系统疾病如血友病、血小板减少性紫癜、再生障碍性贫血等，不适于应用耳放血疗法。如患者有肝炎、人类免疫缺陷病毒抗体阳性，需避免耳放血。妇女月经期间及孕期不要使用此疗法。如患者使用血液稀释剂如华法林、肝素、泼尼松、鱼油等药物时，要慎用或不用耳放血。

4. 耳放血的部位

经典的教科书上记载的放血部位是耳尖、屏尖、降压沟、耳背血管处、耳轮 1~6 区。耳轮是耳放血最好的选择，因为此处在针刺后便于挤血。我一般都是取耳轮红点及充血血管放血。见图 5-2。

玉石医话——中西医结合理论与实践

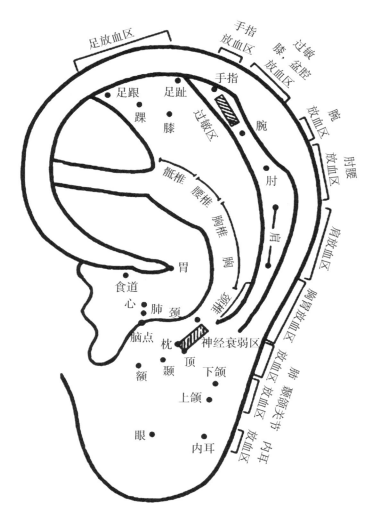

图 5-2　耳轮放血部位

128

5．病例报道——耳轮红点照片

（1）见图5-3，患者内耳感染，在耳垂外缘有红点，红点接近内耳穴。

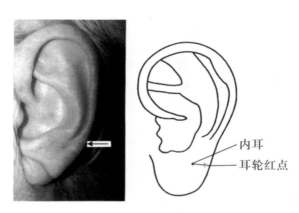

图5-3　内耳感染

患者耳垂外缘有红点，该点接近内耳穴。

（2）见图5-4，患者有心脏病，在耳轮上接近心穴水平位置有一红点。请注意在相应的对耳轮处亦有一更大的红点，这说明耳轮红点不是孤立的现象，它是从有病变的穴位向耳外缘伸展的，提示耳穴具有向轮性，观察耳穴变化时应注意到它们的连续性。

（3）见图5-5，患者有荨麻疹，即由于过敏所造成的皮肤病。围绕耳的荨麻疹区（过敏区）的耳郭包括耳轮全部变红充血。在这个区域取耳轮上任何一点均可施放血。

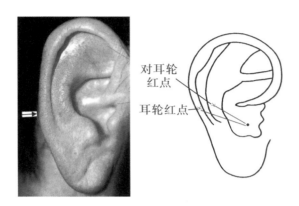

图 5-4 心脏病

患者耳轮上相当于心穴水平有一红点，相应的对耳轮处亦有红点。

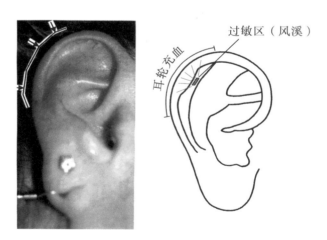

图 5-5 荨麻疹

患者围绕过敏区的耳郭包括耳轮全部变红充血。

（4）见图5-6，患者右侧头痛，耳垂外缘上有一红点，与耳穴头部相对应。

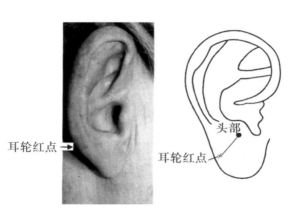

图5-6　头痛

患者耳垂外侧有红点，与耳穴头部相对应。

（5）见图5-7，患者头痛，在相应头部耳穴的耳轮上有一片细小红点，即毛细血管扩张。在对耳屏也有一紫色瘀血点，二者不是孤立的而是连续的，都是同一症状在外耳沿气血走行所显示的体征。

（6）见图5-8a，患者头皮生疖，图5-8b显示在该患者耳垂边缘相当于头部穴的位置有一明显红点。

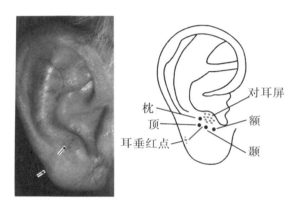

图5-7　头痛

患者耳垂外侧红点及小血管扩张，与耳穴头部相对应。
对耳屏相当于耳穴头部有紫色瘀血点。

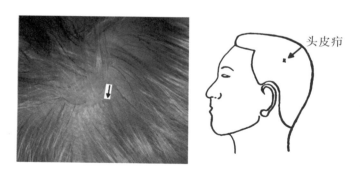

图5-8a　患者头皮生疖

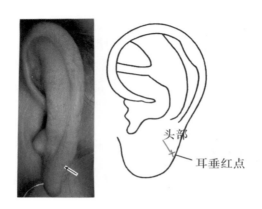

图 5-8b　头皮生疖
患者耳垂边缘有一红点，与耳穴头部对应。

（7）见图 5-9，患者腰痛，在对耳轮上、下脚会合部位即耳穴相当于腰的部位有一条充盈的血管。顺着这条血管所指方向，可见耳轮上有两个红点。这就是放血部位。

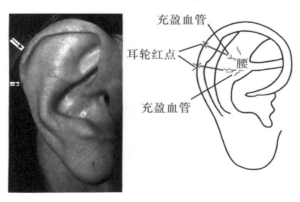

图 5-9　腰痛
患者耳轮有两个红点与耳穴腰的部位相对应，耳穴腰部有充盈血管。

（8）见图 5-10a，患者右腰、腿、足痛，麻木，站立困难。此患者第二、三腰椎（L2～L3）间隙和第四、五腰椎（L4～L5）间隙狭窄。对耳轮上脚相当于腰、腿、足部位血管充盈。其相应的耳轮部位有多个红点，这些都是可选择的放血部位。上述现象再次说明耳穴具有向轮性，病变耳穴显示出连续性。

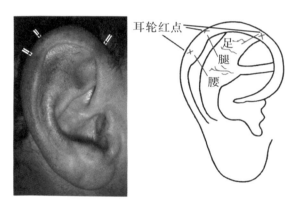

图 5-10a　腰、腿、足痛
患者耳轮相应部位有数个红点，耳穴腰、腿、足部血管明显充盈。

图 5-10b 显示，患者在耳轮放血及针灸后外耳血管充盈减少，症状明显缓解。

（9）见图 5-11，此例与前一例患者相似，患者腰腿痛，充盈血管从对耳轮上脚延伸至耳轮，在耳轮呈现为红点。

（10）见图 5-12，此例与前两例患者相似，患者腰腿痛。注意耳轮上的红点。

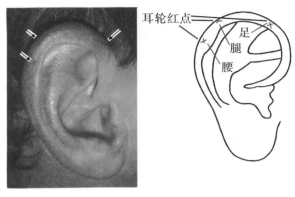

图 5-10b　腰、腿、足痛

患者经针灸及耳轮放血治疗后，耳轮红点及血管充盈明显减少。

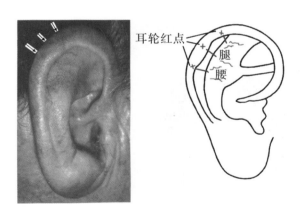

图 5-11　腰腿痛

耳穴腰腿部位血管充盈延伸至耳轮，呈现为耳轮红点。

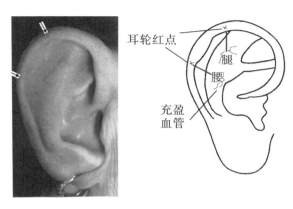

图 5-12　腰腿痛

患者耳轮有红点，耳穴腰腿部血管充盈。

（11）见图 5-13，患者胃痛泛酸。耳轮上相当于胃和心穴部位有一纵行充盈血管。

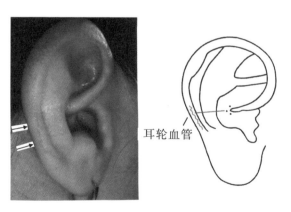

图 5-13　胃病

患者耳轮上有一条纵行血管，与胃在耳的位置相对应。

（12）见图 5-14a、图 5-14b，患者有踝关节痛，耳尖有一红肿区。此区与对耳轮上角相对，即踝穴所在位置。

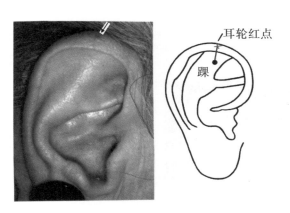

图 5-14a　踝关节痛

患者有耳轮红点与耳穴踝相对。

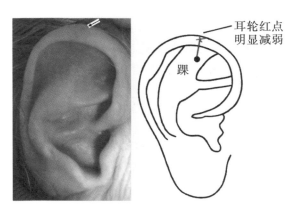

图 5-14b　踝关节痛

患者经针灸、耳轮放血后，耳轮红点及血管充盈明显减弱。

（13）见图 5-15，患者有胃炎、十二指肠炎及神经性厌食症，常在早餐后呕吐。其右耳耳轮上有一红点，相当于耳穴食道、贲门、胃水平线，对耳轮相应部位充血，耳甲腔上部有一横行的充血血管，这就是食道、贲门、胃在耳的部位。上述现象显示了耳穴变化与耳轮红点、血管的对应性。

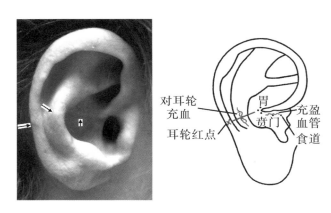

图 5-15　上消化道病
患者有耳轮红点、对耳轮红晕充血，在耳
穴食道、贲门、胃处有一充盈血管。

（14）见图 5-16a、图 5-16b，患者有带状疱疹，位于右腰背部，相当于第十二胸椎到第一腰椎（T12～L1）水平。图 5-16a示皮肤病变，图 5-16b 示相应部位耳轮红点。其中墨水黑点是用耳穴探测仪找到的敏感点，它和耳轮红点极为接近。耳轮红点放血治疗带状疱疹极为有效。

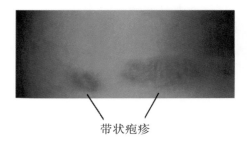

带状疱疹

图 5-16a　带状疱疹皮损

皮损位于患者身体后右侧第十二胸椎到第一腰椎水平。

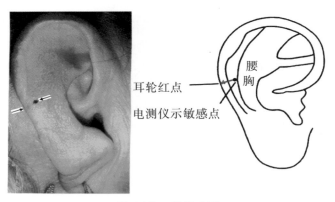

图 5-16b　带状疱疹

患者右耳轮红点相应于胸腰穴位处，黑点示耳穴探测仪所测敏感点。

6. 耳放血技术操作要点及其医学根据

　　耳放血虽不是一项复杂的技术，但经常会遇到针刺后只得到少量几滴血的情况，达不到治疗效果。如果掌握以下要点，就可以提高成功率。

　　（1）选择合适的放血部位及放血点。在耳轮正常皮肤上刺血不易成功。选择耳轮上的红点、充盈血管或红肿区作为针刺放血点，则容易得到较多血液，甚至有时针刺后不用挤压血液自然流出。

（2）选择合适的放血针。三棱针可刺血，但深度难以掌握。带塑料柄的刺血针是好的选择。因其针柄易握于拇指与食指之间，针尖短，易掌握针刺深度。

（3）施术前多次按摩或温热耳轮使其血液充盈，可使血液易于流出。

（4）防止快速凝血。有时针刺后只能挤出几滴血，然后血液迅速凝固，再挤不出血了。如何延长血液凝固时间以便挤出更多血液呢？最好的办法是阻止刺血部位血液快速凝固。放血时可首先用蘸有70%酒精的棉球消毒放血部位，然后用刺血针刺血。一般情况下如出血后用消毒干棉球蘸血，则血液很容易凝固。我一般用蘸有70%酒精的消毒棉球蘸掉流出或挤出的血滴，这样出血点不会出现凝血，血液可继续流出或挤出。

血液凝固又称为凝血，是血液由液体状态转变为不流动的凝胶状态的过程。在出血时血液凝固是正常的生理反应，它可以保护机体，防止出血过多。凝血是一个复杂的生物化学反应过程。参与凝血过程的物质统称为凝血因子。当血管受损后，血管会收缩，使局部血流减少。在血管壁，血小板形成血小板栓块以止血。当血管内皮被破坏时，其下方的组织就暴露出组织因子，启动凝血过程。后续阶段包括凝血酶原激活物形成、凝血酶原转化为凝血酶和纤维蛋白原转化为纤维蛋白，从而止血。正常情况下，凝血过程是迅速的，这是因为凝血机制内部采用级联机制，即阶梯式或瀑布式流程，一环接一环逐级传递并放大凝血信号，最终形成止血。

当用刺血针刺破耳轮时，凝血过程开始，在这时用蘸有70%酒精的消毒棉球擦拭出血部位，自然的凝血机制被酒精破坏，阶梯式的凝血程序无法进行下去，血液则不能凝固。加之术者不断挤血，不断用酒精棉球擦拭刺血口，血液可不断流出。待到放血量足够时，换消毒干棉球压迫止血，术毕。

（5）放血量适宜。到底放出多少血为宜？放血量和治疗效果是密切相关的。放血时，血滴的大小不一，故很难说放多少滴血才有效。如血滴较大，可20~30滴，如血滴较小，则滴数应增加。以一个大约2.5cm×2.5cm×1cm的酒精棉球蘸出血滴时，至少有1/3棉球被血浸，才可以达到放血效果。

（6）耳放血应是无菌操作。棉球应是消毒棉球，刺血针应是消毒的并一次性使用，术者应戴医用橡胶手套。弃用的刺血针、棉球、手套应按医疗危险物处理，不应扔到普通垃圾中。

参考文献

［1］黄丽春. 耳穴诊断治疗学［M］. 北京：科学技术文献出版社，1991.

［2］黄丽春. 耳穴诊断学［M］. 增订版. 国际耳医学研究培训中心，1996.

［3］黄丽春. 耳穴诊断彩色图鉴［M］. 增订版. 国际耳医学研究培训中心，2006.

［4］OLESON T. Auriculotherapy Manual：Chinese and Western Systems of Ear Acupuncture［M］. 2nd Edition. Los Angeles：Churchill Livingstone Elsevier，2014.

第六章　病 例 报 道

一、头颅创伤所造成的视力障碍

患者女，40 岁，在冰上摔倒，头部受伤，当时昏迷并立即被送急诊住院。诊断为脑膜下血肿，手术止血并取出凝血块。手术后继续昏迷两天。当她清醒时，发现右眼睑下垂，眼球右斜，瞳孔散大不能收缩，有复视。

治疗：

（1）梅花针背俞穴叩刺，方法见第一章。

（2）朱氏头皮针：取神庭、前顶透百会、左额旁 1 带，见图 6-1。

（3）体针：取翳明。

（4）右耳垂放血。

神庭采用抽气法运针，同时嘱患者做眼运动，包括睁眼、闭眼，用手指引导患者向左、右远近看，用手电筒刺激右眼瞳孔。在右耳垂外缘相当于眼穴水平放血。每次针灸后，其眼睑活动见好，瞳孔收缩见好，右眼球向中心活动见好。在两个月内，她共接受了 6 次针灸治疗。最后一次针灸后，右眼睑活动恢复正常，眼球活动亦完全恢复正常，瞳孔收缩正常，复视消失。18 个月后随访，右眼仍正常。

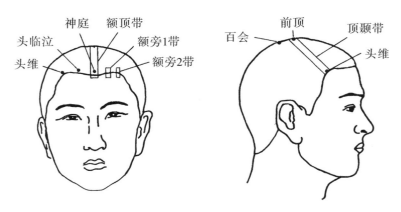

图 6-1　朱式头皮针部分治疗带及头部腧穴
资料来源：《朱式头皮针》（朱明清，1992）（经允许）。

　　神庭穴位于额顶带前沿，可治疗头面部疾患。头皮针得气时除患者可能有酸、胀、重、麻感外，行针者可有"气之至也，如鱼吞钩饵之沉浮，气未至也，如闲处幽堂之深邃"（《标幽赋》）的感觉。朱明清医师强调，有效是头皮针得气的标志。他提出一个公式：针刺—气至即得气—有效。《灵枢·九针十二原》曰："刺之要，气至而有效。"也就是只要见效就是得气。

　　行头皮针时，引导吐纳是极重要的，其包括思维、呼吸、按摩推拿及运动。引导吐纳有利于疏通经络、改善血液循环、激发经气，以使气至病所。总之，可达到见效快、疗程短、疗效持久、后遗症少、提高治愈率的效果。本例行针时兼顾眼的运动即是引导吐纳，这是取得迅速疗效的原因。

　　右耳垂外缘相当于眼穴的部位放血可行气祛瘀、消炎消肿，促进愈合过程。

二、胸肋关节炎

胸肋关节位于肋骨与胸骨交界处,当此处软骨发炎时可造成胸肋关节炎。女性发病多于男性。病变部位多在胸前第 2～5 肋软骨处或前下诸肋软骨。病因不详,可能与创伤、用力过度、病毒感染、关节炎有关,也有是因肿瘤而引起的。其症状为胸部钝痛或尖锐痛,疼痛可放射至肩部、颈部、腋下、上肢及背部,妇女可有乳痛。深呼吸、咳嗽、提重物、上肢活动、阴雨天气、情绪紧张均可使疼痛加重。检查时可发现患处肿胀隆起、有压痛,有些患者只有压痛,无肿胀隆起。部分患者可不治自愈,很多患者疾病迁延,反复发作,严重影响生活和工作。

本病与心绞痛之症状有相似之处,故胸痛患者就医时应首先查明是否是心脏疾患,以免误诊。

中医认为胸肋关节炎是由气滞血瘀所致,治以活血止痛为主。本人用综合针灸疗法治疗,取得很好效果。介绍如下。

患者 72 岁,女,因胸痛来诊。患者有胸痛已数年,时好时坏,每次发作都觉得是心绞痛,因而去急诊室。每次检查均排除心绞痛。心前区的疼痛和恐惧成为患者心中的阴影。其疼痛在左前胸,触诊可发现左第 4、5 胸肋关节处有压痛。

针灸治疗:

(1)朱氏头皮针:取神庭、前顶透百会、额顶带前 2/4 右侧(在额顶带前 2/4 中线右侧进针,针尖向前发际偏左)、左额旁 1 带(图 6-2a)。

(2)腕针:取左前臂内侧沿手少阴心经和手厥阴心包经,从腕进针,向肘方向平刺(图 6-2b)。

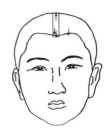

图 6-2a　头皮针治疗胸肋关节炎

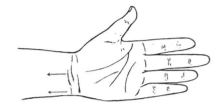

图 6-2b　腕针治疗胸肋关节炎

（3）针刺三阴交、太冲。

（4）左耳轮相当于心穴处放血。

额顶带前 2/4 可用于治疗胸部及上焦病，额旁 1 带和太冲穴有疏肝作用。腕针循经针刺可缓解左前胸痛。左耳放血可达行气、祛瘀、消肿、消炎的作用。

治疗时在额顶带前 2/4 用抽气法运针，同时嘱患者用右手轻轻按摩左胸部疼痛区。每次治疗后，患者胸痛都有一定程度的缓解，治疗 6 次后，胸痛消失。3 年后，因轻度复发，患者及时就诊，用上述方法针两次痊愈。

三、脑肿瘤造成的偏瘫

一位 21 岁的男青年患脑胶质母细胞瘤，其为恶性肿瘤。肿瘤在脑左侧，导致患者右侧上下肢瘫痪。西医用解除脑压方法治疗，但瘫痪肢体不见好转。患者身高超过 1.8m，体重 90kg。由于体重及瘫痪，他每挪动一步都极困难。他在母亲和三个朋友的搀扶下来看病。我曾经亲眼见朱明清医师用头皮针使脑血管意外瘫痪患者站立行走，但从未见过用头皮针治疗脑肿瘤引起的偏瘫的报道。我决定给患者用综合针灸方法治疗。

（1）朱氏头皮针：取额顶带前1/4、额顶带后1/4，左顶颞带后1/3治疗右下肢，左顶颞带中1/3治疗右上肢，即取瘫痪肢体对侧头皮针治疗区。

（2）第二掌骨针法：在右手第二掌骨处取相当于上肢和下肢的部位。

（3）踝针：在相当于胃、膀胱、胆经的部位进针，针尖向上。

在左顶颞带后1/3用抽气法运针，同时助手协助患者运动下肢；在左顶颞带中1/3用抽气法运针，同时由助手帮助患者运动上肢。在第三次治疗时，患者右拇指可活动。在第四次治疗时，患者可抬右上臂。在第五次治疗时，患者可走路。他家邻居捐款给他全家做了一次乘火车的旅行。在旅程中，他只需要很少的帮助，基本可以自理。最后他死于脑肿瘤。在去世前，他的右上肢、右下肢仍可活动。

有人问我："针灸是否缩小了脑肿瘤？有磁共振图证据吗？"我的回答是："针灸后没有做磁共振，针灸是否使肿瘤缩小了？不清楚。但有一点是清楚的，即针灸可恢复脑细胞的某些功能。"

从这个病例我们学到的是，综合应用朱氏头皮针和其他针灸疗法可使由于脑肿瘤所致的偏瘫基本恢复正常。

四、中风引起的手指功能障碍

中风又称脑血管意外，是指脑血管供应中断所造成的脑损伤及由此而引起的一系列症状。中风可分为缺血性中风及出血性中风。缺血性中风是由于血管阻塞所造成的，如脑或颈动脉逐渐变窄并最终阻塞；亦可由栓塞引起，栓子可能来自身体其他地方如心脏或动脉内壁，其脱落下来抵达脑部造成栓塞；亦可由脑血管痉挛引起。出血性中风是由于脑内或脑表面动脉破裂出血而引起的。中风症状为猝然昏倒，不省人事，或口眼歪斜，语言不利，半身不遂。本章第三个病例介绍了偏瘫的针灸治疗，但有些患者肢体瘫痪可基本恢复正常，只是手功能障碍难以恢复，影响生活。我从一位医生理查德·谭那里学了一个很有效的办法。当我向他汇报时，他高兴地告诉我，这一针法是他的老师唐先生的家传秘诀。谭医生希望更多人应用这一方法。

　　患者 61 岁，半年前中风。右侧上下肢瘫痪并已恢复正常，但右手指仍有活动障碍，她打扑克时，手指不能捻牌。

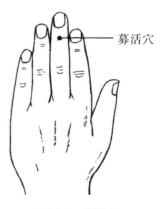

　　针灸治疗：取左手中指募活穴治疗。患者病在右手，故取左手进行治疗。募活穴在中指背侧第一指节横纹中（图 6-3）。用半寸针，持续捻转 5 分钟。只治疗 1 次，患者右手指功能即恢复良好，打扑克时捻牌自如，患者很满意。

图 6-3　募活穴

五、偏头痛

　　偏头痛患者有反复发作的轻度或中、重度头痛，头痛多起于眼、颞部，可扩展至一侧、双侧或整个头部，并有搏动感。头痛可持续 2~72 小时，多伴有恶心、呕吐、怕见光、怕声音刺激、怕见闪光亮点，有时肢体活动可使头痛加剧。偏头痛多起于儿童期和青春期，中年期发病率亦高，女性多见，常有家族史。

偏头痛的发病原因不清。血管学说认为当脑血管收缩继之扩张时，周围的疼痛受体受刺激可造成头痛。血管收缩、扩张的原因不详。本病女性多于男性，多在青春期发病，月经期容易发作，妊娠期或绝经后发作减少或停止，提示内分泌和代谢因素参与了偏头痛的发病。根据偏头痛的这一特点，本人采用蜂王浆治疗，收到极好效果。

蜂王浆是蜜蜂巢中培育幼虫的蜂王咽头腺的分泌物，其味甜、酸、涩、辣，是供给将要变成蜂王的幼虫的食物。蜂王浆中含有很少量的生殖激素，即雌二醇、睾酮和黄体酮。每克鲜蜂王浆中含雌二醇 $0.4167\mu g$、睾酮 $0.1082\mu g$、黄体酮 $0.1167\mu g$。这个含量是极小的，远远低于最低安全量。也许正是这种极小量的激素起到了对人体内分泌的调节作用。因为激素量极小，所以停服后也不会产生激素撤退作用。儿童及肝病患者应慎用。

患者女，33 岁，患偏头痛 2 年。经常在月经前发作。医生给了她两种西药，一种用于头痛发作时以减轻症状，另一种用于预防头痛的发生。用药后前者可减轻头痛，而后者不但不能起到预防作用，反而造成记忆力减退、注意力不集中。最后，患者由于精神不支，不能胜任工作而退职。

我给她针灸了 1 次以起到镇静作用，并嘱她每天服用 10mL 蜂王浆液，其中含 300mg 蜂王浆。1 周后，患者头痛明显减轻。1 个月后，头痛消失。她停了西药，停药后无头痛复发，且记忆力和注意力很快恢复正常。她用蜂王浆 1.5 个月，我随访她 1

年，无头痛发作。

六、痛风

痛风是由于长期嘌呤代谢紊乱所致的疾病。嘌呤代谢障碍可使尿酸在血液中的浓度过高，尿酸累积在关节及肌腱形成针状结晶（痛风石），导致身体免疫系统过度反应而发生关节炎。痛风的特点是反复发作的急性关节炎、痛风石沉积、慢性关节炎和关节畸形、肾实质性病变及尿酸结石。

痛风石又叫痛风结节，多产生于指间、掌指关节、踝、膝、跖趾、外耳的耳轮处。急性痛风发作时，局部可出现红、肿、热及剧烈疼痛，疼痛常发生在夜间，可使人从睡眠中惊醒。中医称之为"痛痹"。

"痛风"一词最早出现在南北朝时期的医学著作中，因其疼痛来时快如风，故称为痛风。明朝虞抟所著《医学正传》曰："夫古之所谓痛痹者，即今之痛风也。诸方书又谓之白虎历节风，以其走痛于四肢骨节，如虎咬之状，而以其命名之耳。"本病多由于身体素虚，阴阳气血不足，以致风、寒、湿、热邪乘虚而入，流注于经络、关节、肌肉，使经络气血运行不畅所致。

流行病学调查发现，痛风与饮酒尤其是饮啤酒，以及过量食用肉类、动物内脏及海鲜特别是有壳海鲜有关。高糖饮食如过食糖、果汁、碳酸饮料及甜点等也会导致痛风。

患者男性，52岁，右足跖趾关节极度疼痛10天。他的医生给他诊断为痛风急性发作，并给他吲哚美辛抗炎治疗。由于药物的副作用，患者恶心、呕吐，只好停药。患者急来就诊要求针灸治疗，并说明10天后要去远程旅行，机票、旅馆已预订好，希望及时治愈以不误行程。

其病变位于右足大趾根部，局部红肿热，触痛明显（图6-4a）。在右耳轮相对于足穴区有一结节，周围皮肤红肿（图6-4b），在左耳未见同样结节及红肿。他的尿酸水平是7.7mg/dL（正常值是2.7~8.2mg/dL）。高水平的尿酸值可支持诊断，但在痛风急性关节炎发作时，尿酸水平不一定高，故平时测定很重要。

治疗：围绕痛风结节边缘扎四针，用电针仪通电半小时，同时右耳放血，每天1次，6次痊愈。

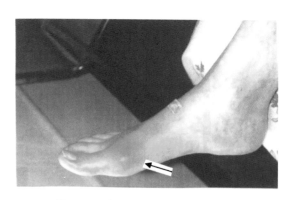

图6-4a　右足痛风发作及痛风结节

七、偏身震颤

偏身震颤又叫舞蹈症，表现为一种重复、快速、机械的舞蹈样的不自主动作。病变可能在脑基底节。基底节的功能是使从脑

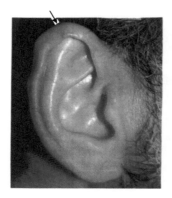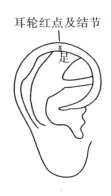

耳轮红点及结节

图 6-4b 痛风

患者右耳轮红点及结节与足在耳郭的位置相对应。

发出的粗糙运动变得平稳。过量的神经介质多巴胺可破坏基底节的细胞调控功能。

在中医舞蹈症属于震颤范围。"诸风掉眩，皆属于肝。"其原因是肝肾阴虚、肝阳亢、肝风内动和痰阻经络，邪侵跷脉、维脉所致。治疗原则是疏风祛痰、平肝息风，平衡跷脉、维脉功能。

患者 67 岁，女，右手优势。2 年前开始左手发麻，左手和左腿偶有不自主震颤。不自主运动主要表现在左手食指至小指，拇指不受影响。右手有轻度发麻。左手、左腿不自主震颤越来越频繁，严重影响生活。发病前患者无创伤、车祸或感染，无颈痛，从未从事只用单手或单腿做重复活动的工作。除有舞蹈症外，患者身体正常，不服用任何药物，脑磁共振检查无异常发现，肌电图检查也无异常发现。她的神经科医生诊断其为偏侧舞蹈症，该病大多数是由于丘脑底核卒中所致，虽然该患者脑磁共振正常，但并不排除在丘脑底核曾发生过轻度卒中。

针灸治疗：取穴照海、外关。

（1）照海：属肾经，此穴位于内踝尖直下 1 寸处，通于阴跷脉，为八脉交会穴之一。

（2）外关：属三焦经，此穴位于手背侧横纹上 2 寸，两骨之间，手少阳之络穴，别走厥阴，为八脉交会穴之一，通于阳维脉。

左右上下肢均取穴，捻转运针多次，每次针 30 分钟，每周治疗两次。

在第一次治疗中，进针后震颤立即停止，只要针在穴位，即无震颤，一拔针就又立即震颤。在之后的治疗中，拔针后，虽有震颤，但并不立即发生，而是拖延一定时间才发生。随着治疗的进展，拔针后震颤发生的时间逐渐拖后，至第九次针灸后，震颤停止。随访 12 年无震颤发作。

人体除有十二经外，还有奇经八脉。十二经各有特点及功能，而奇经八脉把它们联系在一起，例如督脉总督一身之阳经，为"阳脉之海"，其分布于脑、脊髓等部位与足厥阴肝经交会于头巅，并和肾经有密切关系。《针灸大全》中督脉病候为：手足拘挛、震颤、抽搐等。十二经中的阳经和阴经通过阳维脉和阴维脉联系起来。阳维脉维络诸阳经，并会于督脉，与足太阳膀胱经、足少阳胆经联系密切；阴维脉维络诸阴经，并会于任脉，联系足少阴肾经、足太阴脾经和足厥阴肝经。阴阳跷脉在目内眦会合足太阳经，分布于头、脑等处，故阴阳跷脉对这些部位的经脉都起一定的调节作用。阴跷脉和阳跷脉对分布于腿膝内外侧（或称左右侧）的阴经和阳经有统率、协调作用。《难经·二十九难》："阴跷为病，阳缓而阴急，阳跷为病，阴缓而阳急。"阴跷脉急，是小腿内侧拘急，外侧弛缓；阳跷脉急，是小腿外侧拘急，内侧弛缓。以上缓急现象多见于癫痫、瘛疭及瘫痪，这些疾患都能发生手足抽搐，筋脉牵引左右缓急失衡现象。跷脉可以调节、平衡腿内侧和外侧的肌肉运动以消除震颤。

跷脉、维脉虽无本脉所隶属的腧穴，但可选用其与各条经脉的交会穴。如上所述阴跷脉病取照海，可疏通跷脉并滋肾阴；阳维脉病取外关，其位于手少阳三焦经，手少阳三焦经与足少阳胆经同为少阳经，且肝胆互为表里，故针外关可平肝息风。左右两穴共四针可达滋肾阴、平肝息风、调节和平衡跷脉和维脉的效果。

八、创伤后精神障碍

由于遭受重大灾难或创伤，导致心理、生理状态失调称为创伤后精神障碍，本病属精神病学范畴。一般症状在创伤后 6 个月内发生，也有患者当时或短期内并未发生病症，而是在 6 个月或 1 年后才发生症状。

造成此症的创伤很多，如儿童时期受虐待、性侵害、战争、暴力攻击、车祸、亲人死亡、瘟疫、自然灾害、手术、大病后未得及时调理等。

本病的症状为患者经常感受到再度经历创伤的场面，如面对类似创伤情境时感受到强烈痛苦和恐惧，反复在脑海中出现或反复梦见创伤事件，或有奇怪噩梦。患者可出现性格改变、易怒、焦虑、情感解离、麻木及失眠。患者会回避可能引发创伤回忆的事物，变得过度警觉、易受惊吓或有惊恐发作。患者有自杀、酗酒、吸毒及犯罪倾向。此病严重响影患者的生活、工作、家庭及社会功能。

任何精神疾病都有其生理、病理物质基础。神经内分泌试验显示患者的下丘脑－垂体－肾上腺轴功能异常。神经解剖学研究显示患者脑的海马回体积减小，脑杏仁核有过度反应，此处正是与情感记忆、恐惧记忆有关的部位；另外，脑前额皮质、海马回调节控制机能减弱。

西医有药物治疗、认知治疗如谈话放松，以及虚拟实境疗法即压力免疫训练。

中医认为本病的发生与七情过激有关。七情为喜、怒、忧、思、悲、恐、惊，是人的情志活动。七情是致病的重要内在因素。七情是有物质基础的，它和五脏有密切关系：心藏神，主喜；肺藏魄，主悲；脾藏意，主思；肝藏魂，主怒；肾藏志，主恐。过度的兴奋或抑郁会伤及五脏，反过来，五脏的疾病也可以引起情志的变化。

1. 七情致病具体的症状

（1）怒：暴怒伤肝，气机郁滞，郁怒过甚，导致精神疾病。

（2）忧思：忧思伤脾，思则气结，不思饮食，脾胃呆滞，失眠神呆，甚至如癫如痴。

（3）悲：悲则伤肺，肺伤则气消，垂头丧气，连声叹息，极易哭泣。

（4）恐：恐则伤肾，恐则气下，可致小便失禁、做噩梦。

（5）惊：惊则气乱，人受惊吓，目瞪口呆，彷徨失措，心神被扰，心慌意乱，情绪波动。

（6）喜：过喜伤心，可致气缓、神志失常。

由于心藏神，心主神明，所以七情所致病理变化均与心有关。

创伤刺激通过七情的病理变化导致五脏六腑气血阴阳失去平衡，最终引起神明受损。

2. **针灸治疗**

（1）梅花针背俞穴叩刺疗法：见第一章。同时给患者玉石锤（紧张放松锤），嘱每天睡眠前及感到紧张时自行治疗。

梅花针背俞穴叩刺的治疗部位在背部膀胱经上。这个部位有很多重要的穴位，诸如肺俞、心俞、厥阴俞、督俞、膈俞、肝俞、胆俞、脾俞、胃俞、三焦俞、肾俞、气海俞、大肠俞、关元俞、小肠俞及膀胱俞（见第一章图1-6）。这些穴位统称为背俞穴，是脏腑经气活动反映于体表的重要部位，即脏腑经气运行的主要通道，十二经脉之气集中的部位。浅刺这一部位即可调节脏腑功能，并使脏腑重建新的平衡状态，从而使神志恢复平静。本人将背俞穴称为交感神经节在背部皮肤的投影区。

（2）头皮针：取神庭、四神聪、前顶透百会、左侧头临泣（左额旁1带）、头五针（图6-5）。

神庭、四神聪镇静宁神，可治疗神经衰弱。前顶透百会补肾阴，可开窍宁神、平肝息风。头临泣属足少阳胆经，可疏肝，治焦虑、抑郁症，抑郁症患者此处可观察到电磁波。头五针在头皮上，其下是大脑额叶前部的额前区，即左右大脑外侧裂表面标志之间，此处可针刺五针，五针间距离相等呈扇形排列（参见林学俭教授《头皮针小脑新区》）。其可治疗精神障碍、注意力不集中、抑郁症，减少患者对痛苦的回忆。

（3）耳针：取神门、神经衰弱区、神经衰弱点（又称垂前）。

神门可镇静安神，神经衰弱区治疗神经衰弱、入睡慢，神经衰弱点治疗神经衰弱、多梦、睡眠轻、睡眠浅、睡眠时间短、早醒、醒后不易再入睡等。

（4）体针：取三阴交、太冲。

三阴交健脾、疏肝、益肾，太冲平肝通络。

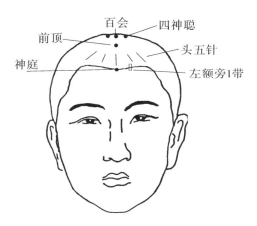

图6-5　治疗创伤后精神障碍的头皮针穴位

3．注意事项

（1）耳针是镇静、止痛及治疗失眠的好方法，耳针治疗最好在门诊进行，当患者离开门诊时，外耳上不应留有针、王不留行、磁片或皮内针，因为这些东西患者难以掌握留置时间，可能会引起患者紧张、焦虑，甚至导致惊恐症发作。

（2）如有必要用体针，最好不用足三里穴。对于有焦虑及惊恐症的患者，针刺足三里易导致惊恐发作。

（3）应劝导患者忌用含有咖啡因的饮料，如茶、咖啡及可乐等，应换用无咖啡因饮料，并少食巧克力。

（4）劝说患者不要饮酒，俗话说借酒消愁愁更愁。不要吸毒，吸毒可致倾家荡产，还有患艾滋病及丙型肝炎的危险。

（5）中药可用逍遥丸，或对症治疗。

针灸、中药治疗的确有效。我在治疗中的体会是，针灸治疗可减低大脑对创伤记忆的敏感性。痛苦记忆的减轻并不等于忘却创伤事件，只是回忆的次数少了、时间短了，对患者的刺激强度也减弱了，在回忆中并不引起患者明显的情感波动，随之其他症状也会得到减轻。

经常被痛苦记忆搅扰是本病的关键症状。治疗的目的是减少这种痛苦回忆，这也是衡量疗效的关键。在询问病史时，不要追问过去悲惨经历的细节，以免患者再次受伤。如每次谈话都让患者回忆痛苦经历，对患者不但没有帮助，反而会造成患者激动、陷入痛苦回忆，同时造成时间和金钱的浪费。另外，不要批评患者，以免与其发生冲突。治疗的关键在于针灸及中药。西医中的虚拟实境或压力免疫治疗是使患者模拟性地再次处于他曾经历过的恐怖状态，希望患者习惯于这种极端危险的环境并产生免疫力，也就是要求患者对恐怖环境能习以为常，泰然处之。本人认为这是一种错误的治疗。这些极其悲惨、惊恐的场面是超出一般人生理上可接受的范围的，这恰是本病的原因。如治疗中反复刺激患者，增强其对创伤恐怖的记忆，是治不好病的。有些医生给患者针灸取得良好效果，但又同时进行虚拟实境治疗，这是画蛇添足，抵消了针灸治疗效果，延长了治疗时间。中西医结合不应是"1＋1"的机械性组合，而应该是有机的结合。例如以上介绍的治法中，背俞穴梅花针叩刺就可以调节自主神经系统功能，头五针是基于大脑解剖部位及其功能而设计的，研究已证实抑郁症患者头临泣附近有电磁波变化，耳针本身就是有中西医结合特点的。这些针灸处方本身就是中西医结合的范例。

4．病例

（1）患者，女，32岁，战地社会工作者，曾参加过战争，不但经历过炮火轰炸，看到战友和平民受伤死亡，而且作为战地社会工作者，她还得给战士做很多思想工作，深切体会他人的痛苦。三年战场经历后，她退伍复员，自觉精疲力尽，情绪低沉，思想不集中，失眠、做噩梦，摆脱不了战场上的回忆。她复员后本想重整旗鼓，但毫无动力。用西药效果不明显。用以上针灸疗法10次，患者不再失眠，无噩梦，情绪稳定，并换了漂亮发型和时尚衣服，面貌一新，准备写书总结工作经验并与同事合作开展新工作。她和我一起上电视台，现身说法，证实针灸疗效，在电视节目中，自我治疗用的玉石锤因疗效显著，深受观众欢迎。

（2）一位年轻战士，在背包里带了玉石锤上战场，打仗时他曾负伤，多次休克，我没有多问战场详情，以免唤起他的回忆造成不良刺激。他告诉我，他在每天晚上睡觉前用玉石锤自我治疗，他的战友问他："你在做什么？"他回答："放松治疗。"他对其母说："如果没有这个小锤每天治疗，我也许过不了这一关！"他复员后也患了创伤后精神障碍，但病情较轻，并很快得以痊愈。

（3）一妇女，52岁，6岁丧母，被父亲抛弃，住在继母家，受继母虐待，并被多次性侵。她有一成年儿子，其子有精神障碍，母子二人基本不来往。来看病时，她正与丈夫闹离婚。她说自己总是处在心情不安的紧张状态，悲惨的往事犹如噩梦总在她脑海里出现。患者头发全脱，表情悲伤。每次针灸治疗后她都会说："可放松了！"经过一段时间的针灸治疗后，她回想悲惨往事的次数减少了，有回忆也是短暂和淡漠的，有一种释脱感。

九、垂体瘤

在中国耳针专家黄
丽春所著的《耳穴诊断
治疗学》中，缘中即脑
点代表垂体，其位于对
耳屏上方上缘中点，即
对耳屏尖与耳轮屏间切
迹之间（图6-6）。在此
书中，丘脑穴相当于下
丘脑，位于对耳屏内侧
面中线下端。在美国耳
针专家 Terry Oleson 的
书中，垂体前叶位于耳
甲腔的最下部、耳屏切
迹下方，垂体后叶位于
耳甲腔近外耳道下缘
（图6-7）。

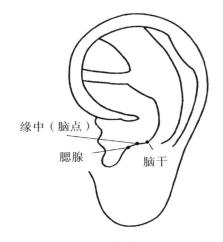

图6-6　垂体在耳的穴位——缘中（脑点）
资料来源：《耳穴诊断治疗
学》，黄丽春，1996，经允许
使用。

我有一患者患垂体
瘤。此患者为女性，16 岁，闭经 6 个月，诊为垂体腺瘤，磁共
振显示在垂体有一肿瘤（大小 4mm×4mm×4mm），位于垂体中
线偏左并稍偏后。患者催乳素水平升高，为 99.6ng/mL（未孕
妇女正常值是 3.5~31.0ng/mL）。观其耳发现左耳耳甲腔有一暗
红结痂，正好位于丘脑（即黄丽春书中的耳穴丘脑位置）上方
（图6-8），右耳未发现异常（图6-9）。

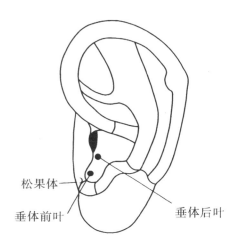

松果体
垂体前叶
垂体后叶

图6-7 垂体在耳的穴位

资料来源：《耳针手册》第二版，TERRY OLESON，2014，经允许使用。

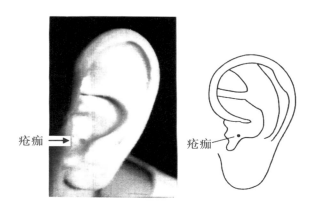

疮痂

疮痂

图6-8 垂体瘤患者左耳甲腔下部疮痂位置

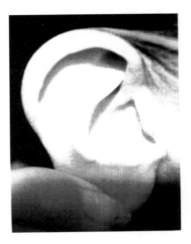

图6-9 该患者右耳甲腔正常

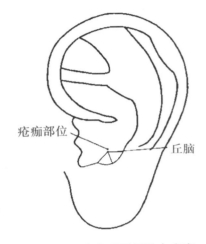

图6-10 患者左耳耳甲腔内疮痂部位及丘脑穴示意图

　　根据人体解剖，垂体即在丘脑下方，又根据人体以胚胎倒影呈现在外耳，可知垂体应邻近丘脑并在其上方。本例患者耳部结痂正好位于丘脑上方，故有理由相信这就是垂体在耳的位置。图6-10 显示了结痂与丘脑穴的关系，故我认为在外耳，垂体位于耳甲腔丘脑穴上部。更使人惊讶的是患者垂体腺瘤位于中线偏左，而患者仅左耳有结痂，右耳正常，这符合人体左侧疾患表现于左耳、右侧疾患表现于右耳的原则。

参考文献

［1］黄丽春. 耳穴诊断治疗学［M］. 北京：科学技术文献出版社，1991.

［2］黄丽春. 耳穴诊断学 ［M］. 增订版. 国际耳医学研究培训中心, 1996.

［3］黄丽春. 耳穴诊断彩色图鉴 ［M］. 增订版. 国际耳医学研究培训中心, 2006.

［4］OLESON T. Auriculotherapy Manual: Chinese and Western Systems of Ear Acupuncture ［M］. 2nd Edition. Los Angeles: Churchill Livingstone Elsevier, 2014.

第七章　内卫气——中医的免疫系统

中医对免疫学的认识源远流长。早在两千多年前，《黄帝内经》中已有"正气存内，邪不可干"的名句。《素问·评热论》中有"邪之所凑，其气必虚"的记载。正气与邪气斗争的哲理是我们祖先用朴素的语言表达的现代免疫学的核心思想。正邪相搏表明了在疾病过程中免疫力与病原体的相互作用，扶正祛邪说明了增强免疫力和祛除病邪的治疗原则。

16 世纪明朝隆庆年间，人们用天花痊愈者皮肤的痘痂制成干粉吹入健康人鼻腔，以达到预防天花的目的。这是人类免疫防御措施的开始。清代李氏的《免疫类方》明确提出了"免疫"一词。在中医理论指导下，结合现代科学研究，研究人员发现大量中草药、针灸、气功均有调解免疫功能的作用。在治疗死亡率极高的获得性免疫缺陷病艾滋病的过程中，中医中药发挥了明显的作用。如果我们能将传统中医理论与现代免疫学概念连接起来，在预防、诊断和治疗方面就会提供使人易于理解，突出重点的辨病、辨证方法，并减少语言的烦琐和不必要的误会。下面就现代免疫、中医免疫概念做一简要概括，并提出衔接点。

一、现代免疫学简述

医学免疫学是研究人体免疫现象的基本原理和临床应用的一门科学。免疫学始于抗感染免疫，而现代免疫学已远远超出了这一范围。人体免疫功能是靠免疫系统来实现的。免疫系统由免疫器官（骨髓、胸腺、脾、淋巴结）、免疫细胞（T淋巴细胞、B淋巴细胞、自然杀伤细胞、吞噬细胞、树突细胞、粒细胞、肥大细胞等）及免疫分子（免疫球蛋白、补体系统分子、细胞因子、组织相容性抗原、黏附分子等）所组成。

免疫系统的功能有三：

（1）免疫防御功能，即免疫系统识别和清除病原体的一系列生理性防御机制。若免疫防御系统发生缺陷，则机体易患感染性疾病。先天性或获得性免疫缺陷病患者会经历频繁和严重的感染，抗感染药物治疗效果不佳。如能激发免疫系统使免疫重建，则会收到较好的治疗效果。

（2）免疫监视功能。机体通过免疫细胞识别并及时清除异己成分或突变细胞，使新出现的恶变细胞在尚未大量增殖扩散之前被消除，人体则免于发生肿瘤。当机体免疫监视功能低下时，无法有效清除异己成分或突变细胞，人体就可能发生肿瘤。

（3）免疫自稳功能。淋巴细胞能识别、区分"非己"和"自己"，故会对感染因子及肿瘤等产生免疫应答并消灭之，而对自身组织抗原则处于无应答状态，这就是免疫自稳作用，一旦这种自稳机制被破坏，自身耐受消失，就将产生自身免疫，导致自身免疫病。免疫调节不仅涉及免疫系统的自身调节，同时也和人体其他系统一样受神经内分泌系统的调节与控制，神经、内分泌、免疫系统三者之间存在着广泛联系，它们互相影响、互为因果，构成神经内分泌免疫调节网络。

二、中医有关免疫的名词及其与现代免疫学之比较

中医有关免疫的概念有正气、卫气、脏腑之气等。下面试将上述概念与现代免疫学的关系加以分析。

"正气存内，邪不可干，邪之所凑，其气必虚。"无疑正气和免疫防御功能有关。正气是否可以代表人体免疫系统呢？正气是元气、宗气、营气、卫气、各脏腑之气的总和，又称真气。这一总和已超过了免疫系统的范围。从整体观念来看，正气更像是神经内分泌免疫网络。也就是说，正气代表整体功能，而免疫系统功能只是其中的一部分。

卫气又名卫阳，是人体阳气的一部分，由水谷之悍气化生，由中气宣发于脉外。它因具有保护卫表、抗御外邪的作用，故称卫气。卫气在外有温养肌肉、润泽皮肤、掌管腠理启闭开合的作用，在内有温养五脏六腑的功能。因此，人体脏腑的活动，特别是肌表皮肤的功能正常与否与卫气的强弱有密切关系。

卫气之防御功能主要在肌表，若卫气不足，肌表不固，外邪就会乘虚而入。从现代科学来看，卫气行使的是自主神经系统的部分功能和中枢神经系统对体温的调节作用。中医所指的脉是动脉，而静脉为络，卫气在脉外，故至少不在动脉中。中医无淋巴管一词。淋巴管亦不属于中医脉的范畴。卫气在动脉以外的部位，意即在脉外。由此可见，卫气和免疫防御系统有关，但不能代表现代医学免疫防御系统的主要内容。

脏腑之气和免疫系统有密切关系。但各脏腑有其独特功能，而免疫系统贯穿各个脏腑，脏腑之气与免疫系统不能完全吻合。

在探讨中医的证和免疫的关系工作中，人们希望找到证的微观指标，如心主神明、主血脉。

对冠心病心气虚患者的细胞免疫及体液免疫的功能进行观察发现，反映 T 淋巴细胞数目的 E - 花环形成率或酯酶阳性细胞明显低于正常组，PHA（植物凝集素）诱导的淋巴细胞转化率明显低于正常组，而免疫球蛋白如 IgG、IgM、IgA 的含量与对照组无统计学差异。这说明心气虚主要表现为细胞免疫功能低下，而体液免疫功能无明显变化。

肺主皮毛，开窍于鼻，司呼吸主气，主宣发。肺气虚者淋巴细胞转化率及 IgG、IgM 明显低于对照组，表明肺气虚者淋巴细胞增殖功能降低。

脾主运化，为后天之本，气血生化之源。《金贵要略》云："四季脾旺不受邪。"李东垣在《脾胃论·脾胃盛衰论》中说："百病皆由脾胃衰而生也。"目前对脾的研究认为脾虚证是以消化系统功能障碍为主，累及神经内分泌免疫网络的全身病理状态。脾虚动物抗体生成能力下降，体液免疫功能低下。脾虚动物辅助性 T 细胞（Th）减少、抑制性 T 细胞（Ts）增加且功能亢进可能是引起细胞免疫功能低下的重要因素。

肾为先天之本，是元阴、元阳之所。肾藏精，主水，主生殖，主骨生髓。肾虚患者细胞免疫功能低下，外周血总 T 细胞数减少，辅助性 T 细胞减少，抑制性 T 细胞增多且功能亢进。肾虚证动物有血清溶血素水平降低或溶血空斑细胞数减少的现象，表明其产生抗体能力差。肾与神经内分泌免疫网络有密切关系。

垂体 - 肾上腺皮质 - 淋巴细胞糖皮质激素受体是神经内分泌免疫网络的重要组成部分，淋巴细胞糖皮质激素受体是神经内分泌系统与免疫系统在外周的联系点之一。

情感行为的变化亦会对免疫反应产生影响。《素问·宣明五气》云："心藏神，肺藏魄，肝藏魂，脾藏意，肾藏志。"精神创伤所造成的应激反应可明显抑制免疫功能，如淋巴细胞 E－花环形成率下降，单核细胞释放 H_2O_2 能力受损，自身及异体混合淋巴细胞反应降低等，使机体抗病能力下降。总之，各种脏腑之虚证都有不同程度的免疫功能降低。

中医的五脏各有其独特内涵，将其比之西医学理论体系，中医的任何一脏都涉及西医的多个系统和器官，尤其是与神经系统、内分泌系统、免疫系统联系紧密。反过来说，神经内分泌免疫网络贯穿于各个脏腑及四肢百骸。综上所述，由脏腑之气来代表免疫系统虽有一定道理，但不能突出免疫系统在组织结构和功能上的特殊性。

随着科学的发展，越来越多以免疫系统病变为主的疾病被人们所认识，如免疫缺陷病、自身免疫病、超敏反应、肿瘤免疫及移植排斥等。这些疾病的特征是以免疫病理为主的，其实质和其他疾病有不同之处。如一般的脾虚和艾滋病的脾虚虽均有免疫功能改变，但二者有质和量的差异。前者免疫功能低下，有免疫指标改变，而后者是 T 淋巴细胞被艾滋病病毒（HIV）破坏殆尽。前者体虚易受感染，后者受感染频繁，病情严重，且易有机会性感染，易患肿瘤。在对后者辨病时有必要指出疾病的主要病理变化是免疫系统受侵、遭破坏。这样可以揭示疾病本质，便于理解，有利于既辨病又辨证，更符合整体观念。

辨病是从纵向发挥整体观念，辨证是从横向体现整体观念，二者都是认识疾病不可缺少的方法，只有辨病和辨证相结合才能真正发挥整体观念的优势。如果在中医系统中没有一个名词来代表免疫系统，就会影响对疾病实质的解释，造成辨病困难。在临床上，就会总觉得缺少一个解释环节，受到一定局限，或不得不借"免疫系统"一词来代替而影响中医语言的连贯性。与其用正气、卫气、脏腑之气等多个名词来描述免疫系统，不如给免疫系统安排一个中医名词，以利于辨病、辨证。

综上所述，有必要赋予免疫系统一个中医名词，并由此导出辨病模式，以利于分析和治疗与免疫有关的疾病，使医者在复杂、变化多端的病证面前不离诊断和治疗的根本——调节免疫功能。

三、内卫气的引入

笔者建议用"内卫气"一词于中医中代表免疫系统。对比卫气即卫阳，内卫气属气属阴。卫阳亦可称为外卫气。外卫气与内卫气一阳一阴、一表一里，互相协同，保护机体。内卫气作为人体正气的一部分来源于元气即真气，受后天水谷之滋养，不断得到补充和更新，行于脉中及脉外（包括现代医学所指的血液、淋巴系统、脾、胸腺、骨髓），贯穿五脏六腑、四肢百骸。内卫气功能正常是脏腑功能正常的基本保证之一，内卫气虚是脏腑功能虚弱、机体易患疾病的因素之一。

内卫气功能有三：

（1）防御功能。内卫气是人体防御系统的重要组成部分。其功能在于抵抗外因、内因、不内外因等致病因素对机体的侵袭，识别病源，与之抗争，并铲除之。如内卫气虚，机体防御功能降低，则易受致病因素侵袭。内卫气虚有先天和后天之别。

（2）监督作用。内卫气可识别人体病理产物，杀伤和破坏癥瘕积聚的初起成分，避免其发展扩散。一旦内卫气监督失司则癥瘕积聚易于形成。"积之成者，正气不足，而后邪气居之。"七情郁结，耗伤气阴，气滞血瘀，加之外邪导致内卫气虚，监督失司，气血亏虚，津液渐耗，外邪（化学、物理及病毒等因素）乘虚而入，瘀毒内阻，痰湿不化，痰浊气血凝聚而成癥瘕。

（3）自稳功能。内卫气识别"自己"与"非己"。对"非己"如致命因素、肿瘤、异体组织，产生抗争和排斥，而对自身成分则采取和平共处和不干扰的态度。一旦自稳功能受损，内卫气则会对自身组织产生抵抗和破坏而造成疾病。

四、内卫气的应用

（一）用于辨病、辨证

下面用内卫气对某些与免疫系统有关的疾病做一尝试性分析，包括免疫缺陷病（先天、后天）、自身免疫病、超敏反应及肿瘤。

1. 免疫缺陷病即内卫气缺损

免疫系统任何一个组分缺陷都可引起免疫缺陷病。大体来讲，不同组分缺陷引起不同疾病。其特点为反复持续和严重的感染、肿瘤及自身免疫病的发生。

（1）先天性免疫缺陷病具有遗传性，患者出生后即发病。如布鲁顿无丙种球蛋白血症为先天性疾病，女性携带基因，男孩发病。患者血清中各类免疫球蛋白缺乏，即抗体减少，外周血和淋巴组织中 B 淋巴细胞减少或完全缺如。临床表现为患儿出生6 个月后，即当母体抗体消失后，反复发生化脓性感染，患儿食小儿麻痹糖丸可诱发小儿麻痹病。患者有自身免疫病如关节炎发作倾向。中医解释为先天禀赋不足，内卫气虚损，防御失司，易感外邪，难以医治。内卫气虚，自稳功能减弱，气阴虚，气滞血瘀，加之受风寒湿热之邪侵袭可导致关节肿痛之痹病。

（2）艾滋病，又称获得性免疫综合征（acquired immunodeficiency syndrome）。1981年此病被正式命名，此病是由人类免疫缺陷病毒（human immunodeficiency virus，HIV）侵入血液而引起的。病毒通过精液、血液、汗液等体液途径传播。病毒亦可经胎盘或母乳传给胎儿或婴儿。病毒入血后，侵入具有CD4＋受体蛋白的T淋巴细胞（又称辅助性T细胞）。正常状态下，此细胞的功能在于识别抗原，激活B淋巴细胞产生抗体发挥体液免疫作用，刺激巨细胞杀伤胞内寄生菌，刺激CD8 T淋巴细胞杀伤感染病毒的细胞。在这些免疫细胞的共同作用下，入侵的病原体可被杀伤，癌细胞可被摧毁。但当HIV入侵CD4 T淋巴细胞后，病毒的遗传物质整合入侵细胞DNA，病毒在细胞内进行复制，最后摧毁受侵T淋巴细胞，并释放出新的病毒颗粒。

外周淋巴组织包括淋巴结、脾脏是HIV不断复制的场所。HIV的不断复制，CD4$^+$T淋巴细胞的不断丧失，以至最后消失，免疫组织的不断破坏，可导致严重的细胞免疫和体液免疫缺陷。因此，机体对包括非致病性微生物在内的所有微生物的易感性增加，导致机会性感染的发生。常见的感染为卡氏肺囊虫肺炎、弓形体及病毒引起的神经系统疾病、隐球菌脑膜炎、口腔及阴道念珠菌感染、胃肠隐形孢子虫感染，以及眼的病毒、细菌及弓形体感染等。

由于免疫监视功能的缺陷，无法有效地清除"异己"成分或突变细胞，因此艾滋病患者易发生皮肤的卡波济氏（Kaposi）

肉瘤和淋巴细胞肿瘤。病毒的繁殖、反复的感染和肿瘤的形成可导致机体极度消耗，以致患者最后衰竭死亡。

从中医角度试用内卫气对艾滋病进行辨病分析：艾滋病是由外邪侵入机体，尤其是侵入内卫气而发病的。外邪为人类免疫缺陷病毒，亦称为毒邪。此病多发于男性同性恋者。不正常交媾、房事过度、精血内耗、肾不藏精，肾精虚则不能生化内、外卫气，外邪会乘虚而入。外邪直中内卫气，损伤内卫气，机体处于失去内卫气保护的虚损状态。"凡人平素保养其气，爱惜精血，祭不得而传，若夫纵欲多淫，若不自意，精血内耗，邪气即乘。"（徐春圃）

忧思伤脾，郁怒伤肝，惊恐伤肾，长期或过强的精神刺激，均可导致内卫气虚，不能保护脏腑而使气机失调、气血亏虚，以致病邪易于侵犯机体。吸毒者共用针头、医务人员意外输血受染及母血经胎盘感染胎儿属污血侵犯机体。婴儿受母乳感染，是由于稚阴稚阳之体不具备健全的外卫气及内卫气所致。以上原因所造成的外卫气、内卫气虚给外邪入侵创造了条件，外邪可通过精液、汗液、血液乘虚而入。

毒邪初侵机体，病在表，其外感症状类似流感，如发热、咽痛、头晕、出汗、乏力不适。毒邪直中内卫气，与内卫气抗争，其特殊病理产物为痰核流注，即淋巴结肿大。淋巴结是内卫气的重要所在地之一。毒邪与内卫气搏斗于皮肤可造成皮疹。这些症状可持续 3～14 天。由于内卫气的抗争，部分毒邪被清除或处于隐蔽状态。病程进入长达 2～10 年的潜伏期或无症状期，即疾病的第一阶段——内卫气受侵、抗衡期，此期是毒邪与内卫气暗中斗争的冷战阶段。此期中，内卫气抑制着毒邪，并在斗争中逐步遭到损伤。一般情况下，这个抗衡朝着内卫气虚弱的方向发展。

　　潜伏期或无症状期的结束标志着内卫气虚损的形成，也就是进入艾滋病的第二阶段——内卫气虚损期，即艾滋病相关综合征期（ARC）。此期，毒邪在半表半里及部分入里。其症状为反复发热、恶寒、出汗、厌食纳差、腹泻、痰核流注（淋巴结肿大）、乏力不适、消瘦、体重下降、血虚（贫血）、鹅口疮等。患者常有情绪变化如淡漠、抑郁。偶见性欲减低及阳痿。发热恶寒是内卫气与毒邪相争在半表半里的体现。厌食纳差、情绪抑郁均表明病位在半表半里。半表半里有可能就是淋巴系统的所在部位之一，也是内卫气存在及其与外邪搏斗的场所。此时病邪不仅在半表半里，亦部分入里即侵入脏腑。

　　胃主受纳，脾主运化，由于毒邪入侵，内卫气受损导致脾胃虚弱，脾胃不能受纳水谷、运化精微，水谷内停，清浊不分，混杂而下，遂成腹泻。肝气不疏，肝脾不调，疏泄运化失司，以及胃肠道复感外邪，内卫气抗争不利亦可引起腹泻。毒邪在体内的滋长及内卫气的虚损对机体造成大量消耗，加之脾胃运化失司，后天供养不足，气血因此亏损。

　　贫血属血虚，乏力为气虚，慢性消耗导致体重明显减轻。肝经循行绕阴器，肝气郁滞可致性欲减低和阳痿。脾胃后天不足，不能补充肾阴肾阳亦可造成阳痿。平时霉菌寄生体内与机体相安无事，在内卫气虚弱时则可成为邪毒兴风作浪，造成疾病。如鹅口疮为霉菌感染，即邪毒蕴积脾胃，郁而化火，上炎熏灼口腔，腐蚀肌膜并布满口唇，该病亦可因虚火上炎、中气不足或心脾积热而形成。阴道霉菌感染为内卫气虚、肝肾阴虚、湿热下注所致。毒邪与内卫气斗争的结果是内卫气进一步削弱，从虚损状态进入衰竭状态。

　　内卫气衰竭期为疾病的第三阶段，即完全艾滋病期。此期内卫气基本被毒邪摧毁，失去防御和监督功能，无力与病邪抗争。病位在里，其主要病理表现为反复的多种外邪感染，多个脏腑受牵累，气滞血瘀，痰核流注，癥瘕积聚，气血脏腑虚损，气虚阴虚，阴损及阳，阴阳失调。受累的部位为肺、脾、肝、肾、胃、脑、眼、皮肤、肌肉等。

由于内卫气失去防御功能，各种外邪不断或同时侵犯机体。许多平时不侵犯机体的外邪在内卫气衰竭时可轻易致病，现代医学称之为机会性感染，中医称之为卫虚邪乘。卡氏肺囊虫肺炎的发生是内卫气虚的典型标志，亦即内卫气虚、邪乘犯肺的表现。

脑膜炎的成因是外邪入侵，痰浊上犯，痰迷心窍，造成抽搐、偏瘫、意识障碍、痴呆及局部感觉或运动障碍。

脾虚湿困及复感外邪可造成呕吐、腹泻。带状疱疹是病毒引起的自主神经节感染，中医称为缠腰龙，乃肝经湿热所致。

肺痨即肺结核也是艾滋病患者的常见病。

外邪侵犯眼睛，痰浊毒邪内蕴，浊气上犯清窍，则致云雾移睛或视物不清。气血不足、气滞血瘀、肝肾亏虚可致目失濡养，视物昏蒙，甚至失明。

艾滋病患者复感外邪难以医治，也说明内卫气已衰竭。因为不管是用中药还是用西药，要想控制感染都需要内卫气参与搏斗，最后消灭外邪。如内卫气衰竭，则外邪难以被控制，因此许多患者死于感染。

肿瘤的形成原因不外乎外因和内因。外因为邪气、邪毒，内因为脏腑虚损所造成的气滞血瘀，痰湿气血凝滞成块，内卫气失去监督作用，不能及时消灭肿瘤的初起成分，导致癥瘕积聚即肿瘤生长。

艾滋病患者常见的肿瘤是皮肤卡波济氏瘤。其他恶性肿瘤如淋巴肉瘤、霍奇金病亦常见于艾滋病患者。这些肿瘤位于淋巴系统也就是内卫气所在部位。艾滋病毒邪的不断繁殖、内卫气的衰竭及诸多并发症使机体进行性消耗，导致患者失荣，最后五脏六腑俱损，阴损及阳，阴阳俱损，阴阳离绝而死亡。

（3）自身免疫为机体免疫系统产生针对自身抗原的自身抗体和/或自身致敏淋巴细胞。当自身抗体和/或自身致敏淋巴细胞攻击自身靶抗原时，自身靶抗原就会产生病理改变和功能障碍，形成自身免疫病。

系统性红斑狼疮多发于女性，患者血清中可查到多种自体组织成分的抗体。临床症状为面部红斑，皮肤对日光敏感，血管病变，贫血，肾功能损坏，呼吸系统、消化系统及神经系统损坏。

对于自身免疫病，中医的解释为先天禀赋不足，内卫气虚。内卫气属气属阴，故机体气阴虚，加之过劳、七情、内伤或日光暴晒，致使邪毒热毒易于侵犯机体。

阴虚津枯必造成气血运行失常，故内卫气虚即气阴虚导致的气滞血瘀为本病的关键。阴虚火旺，热毒炽盛，戕害脏腑，损伤气血，进一步加重气阴虚。后期则阴损及阳，致阳气衰微，形成阴阳两虚。

具体来讲，气阴两虚则可致长期低热、乏力、唇和舌红，热毒凝滞阻碍经络则面赤斑斑如锦纹、肌肉酸楚、关节疼痛。病邪入脾，则四肢无力、胸脘满闷、肢体水肿。邪入心包则神昏谵语。病邪入肾造成肾阴虚、肾阳虚，则面色㿠白，腰膝无力，发枯易脱，耳鸣失聪，尿色清长，或为尿闭，四肢寒凝，全身尤其下肢浮肿。

（4）由免疫效应引起的病理改变称为免疫损伤，其主要为超敏反应，俗称过敏。其始动因素为 IgE 类型抗体。超敏反应发生时，大量过敏介质释放造成局部血管扩张，血管通透性增加，平滑肌收缩，腺体分泌增加。过敏性鼻炎是由于吸入较大颗粒的变应原如花粉等而引起鼻黏膜水肿、流涕、打喷嚏、眼红流泪等症状。中医称之为鼻鼽，其本虚标实，本虚在于内卫气虚，表现为肺虚兼脾虚，甚至肾阴虚或肾阳虚，花粉等异气时邪及风寒湿热为标。外邪束肺，鼻窍失养，故鼻腔奇痒，喷嚏连连伴大量清涕。外邪上犯肺经，客于白睛，侵及风轮，则可造成目赤痛痒，泪热眵稠。

（5）肿瘤细胞免疫原性低下和机体免疫功能缺陷是肿瘤逃避免疫监视的主要原因。免疫缺陷患者易发由肿瘤相关病毒引起的肿瘤。中医认为："情志不遂，忧则气结，气结则不流，积之成者，正气不足，而后邪气踞之。"故肿瘤的形成是由于内卫气虚，气阴虚，气滞血瘀，加之邪毒侵犯，痰湿气血凝滞形成癥瘕初起，内卫气监督失司，不能予以驱除，致使癥瘕积聚长成。

2. 内卫气对治疗的指导作用

内卫气这一名词的引入不仅对辨病有所帮助，而且对治疗也能起到指导作用。内卫气失调贯穿于与免疫有关之疾病的整个过程。调节和补充内卫气成为治疗之关键。下面试用内卫气分析艾滋病的治疗。

（1）对易感人群应进行宣传教育和免疫学检查，调节和补充内卫气，以预防疾病的发生。如男性同性恋者即使 HIV 阴性，亦可进行有助于内卫气的针灸或中药治疗。

（2）在艾滋病潜伏期，应抓紧时机进行治疗，除消灭病毒外，应重视补内卫气，以延缓、阻止病程的进展。在艾滋病相关综合征期及完全艾滋病期，应标本兼顾，急则治其标，缓则治其本。复感外邪时治标，感染间歇期则治本。即使在治标时亦可补内卫气，以达到较好的治疗效果。

参考文献

［1］陈瑀. 卫气浅谈：艾滋病辨病探索［J］. 中国中医基础杂志，2002，8（4）：11-14.（注：本文发表时将作者性别写错，应是"陈瑀，女"，即本书作者。）

［2］北京中医医院，北京卫生职工学院中医部. 实用中医学［M］. 北京：北京出版社，1988.

［3］陈贵庭，杨思树. 实用中西医结合诊断治疗学［M］. 北京：中国医药科技出版社，1994.

［4］黄柄山. 中医治疗艾滋病［M］. 哈尔滨：黑龙江科学技术出版社，1990.

［5］骆和生，罗鼎辉. 免疫中药学［M］. 北京：北京医科大学中国协和医科大学联合出版社，1999.

［6］周光炎. 免疫学原理［M］. 上海：上海科学技术文献出版社，2000.

［7］ROITT I，BROSTOFF J，MALE D. Immunology［M］. Fifth Edition. Philadelphia：Mosby Inc，1998.

［8］DE VITA V T J，HELLMAN S，ROSENBERG S A. AIDS［M］. Fourth Edition. Philadelphia：Lippincott- Raven Publishers，1997.

［9］ABBAS A. Basic Immunology：Function and Disorders of the Immune System［M］. Philadelphia：Saunders Publisher，2001.

第八章　与癌症患者谈话——对中西医结合治疗癌症的看法

　　在以下几种情况下癌症患者会来中医咨询：

　　（1）患者不希望西医治疗，因为他们认为手术危险，而化疗、放疗都有严重的副作用。由于对西医治疗的恐惧，他们希望中医师用中药或针灸等温和的方法为他们驱除癌症，达到治愈的目的。

　　（2）患者处于癌症晚期，也就是说癌症已侵犯到临近及远端组织，西医已无法治疗，患者抱一线希望求治于中医。

　　（3）患者正在准备进行手术治疗，希望中医能在手术前帮助其改善身体状况，以适应手术，或促进手术后康复；或患者正在进行化疗或放疗，为缓解其副作用，患者求助于中医；或患者寻求治疗精神紧张、疼痛或增强免疫力。

　　（4）患者希望知道中医在哪些方面可以帮助他们与癌症做斗争。

　　依我的看法，作为一名医生首先应了解患者为什么来看中医，他的问题是什么，希望得到什么帮助，医生也应该清楚地让患者知道自己可以为他做什么，什么是自己做不到的。

　　有些患者的癌症尚未转移，或只是局部转移，患者仍有机会进行手术治疗、化疗和放疗，但是由于恐惧，拒绝治疗，希望中医提供奇迹治疗。这时患者最想听到的就是："你不需要手术、化疗、放疗，这些治疗副作用太大，我可以治好你。"于是患者就会放弃西医治疗，寄所有希望于中医治疗。此时患者会经常来就诊，做针灸、吃中药、吃偏方、进行饮食治疗……最后的结果往往是患者癌症转移，这时患者才知道原来的决定是一个极大的错误，悔之晚矣。

虽然手术、化疗、放疗有明显副作用，但至今仍是极有效的治疗方法。我看到过许多患者受益于这些疗法。我母亲患乳腺癌并有腋下淋巴结转移，诊断后 1 周，她做了乳腺切除术，同时清除了腋下淋巴结，接着是化疗、放疗。治疗过程中，她的确是精疲力尽，但她活下来了，完全治愈。我的丈夫患癌症 3 次，手术三次均成功。从第一次确诊癌症后他健康地活了 30 年。

人们对西医和中医治疗癌症有很多不同的见解。医生们也对这类问题有不同的见解。有人认为只有西医能治癌症，中医不科学，中医无用；也有人认为西医治疗副作用太大，不可取，要用中医。医生面临的挑战是如何回答患者的问题，如何帮助他们做出正确的选择。医生最好给患者全面地介绍各种方法的优缺点，最后由患者自己做出决定。

至少到目前为止，还没有一种方法可以有效地治疗癌症而完全不伤害人体正常组织。平衡点在于消除癌症和保护整体。医生的职责在于用医学知识教育患者，帮助患者做出正确的选择。更重要的是要诚恳地告诉患者，作为医生，在我的行业里我能给你做什么，不能给你做什么。

下面举几个真实病例。

病例 1：患者有前列腺癌。

因恐惧西医治疗的副作用，他寻找针灸、中药治疗。碰上一位针灸师说可治愈他的癌症。半年的治疗延误了病情，癌症转移至全身。他来我诊室就医，我坦白地告诉他，我的治疗不能消除癌症，但可以减低紧张情绪、止痛。他要求参加气功班，因为他认为气功可治愈他的病。1周后，气功班开始时，他已经无体力参加。

病例2：一位妇女患子宫颈癌。

一位 52 岁的妇女很生气地告诉我一件事，她说："我的妇科医生给了我一个电话留言，通知我有子宫颈癌，叫我复诊。我不能接受这种电话。为什么给我这种留言？如果她说黄体酮能治这种癌症，我还能接受。我再也不看这个医生了。"我对她说："我认为这位医生是真正关心你的，她是想及时告诉你检查结果，并及时治疗。如果你不想去找她看病，可以看另一位妇科医生，看看他的意见。及早治疗比拖延要好，黄体酮不能治疗子宫颈癌。"然后我给她做了针灸以解除她的紧张情绪并提高她的免疫力。她情绪稳定后，去看了第二个妇科医生，确定了癌症诊断。患者曾有肠癌并与之斗争多年，此时再患癌症，患者已经觉得精疲力尽了。

之后，她又来针灸了几次，目的明确是为了镇静，她的妇科医生建议她做化疗，我每次都鼓励她做化疗。经过一段时间的思想斗争，她终于告诉我她决定不做化疗，准备坦然面对死亡。我不同意她的选择，但也能理解和同情她所受的挫折。我表示可以用针灸、中药帮她减少忧虑和疼痛。后来她病情严重住院。她打电话要见我。她对我说她梦见耶稣劝她面临死亡不要恐惧。我敬佩她面对死亡时的勇气和镇静。她已去世 5 年，她送给我的常青树依然挺立在我诊室的窗台上。

看看几个乐观的例子吧！

病例3：劝导一位有良性肿痛的患者。

患者女，50 岁，因有惊恐症来针灸。她绝经后又有阴道出血伴下腹痛。我建议她去做妇科检查。她是这样对妇科医生说的："绝经后我有阴道出血和下腹痛，这也许都是我想象的。噢，我还有潮热。"当时患者较多，医生没有给她做盆腔检查，只给了些激素治疗潮热。她回来找我并哭了。我想她之所以对医生说出血和下腹痛可能是"我想象的"，是因为她惧怕检查、惧怕检查后发现什么疾病。我劝她去看另一位妇科医生，对医生不要再说那些症状是"我想象的"，并要求医生做盆腔检查。她如是做了。医生最后查出她有良性子宫肿瘤并建议手术切除。手术后，她对我说："生活又变得美好了！"

病例4：缓解放疗的副作用。

患者 78 岁，男，5 年前患前列腺癌。他的医生用放射性同位素碘 –125 颗粒放置于前列腺中以杀伤癌细胞，患者痊愈。但是由于放疗的副作用，他有下腹部烧灼性疼痛及血尿。经膀胱镜检查有尿道炎、前列腺部尿道炎、严重膀胱颈发炎并伴有息肉及囊泡，膀胱内壁极粗糙。这些病变都是放疗造成的副作用。

在中医看来，这些病变是由于放疗灼伤津液引起的阴虚、虚火及气滞血瘀，伴下焦湿热。治以清热利湿、滋阴祛火。

中药治疗：八正散去大黄，知柏地黄丸，乳香，没药。

八正散祛下焦湿热，去大黄以防腹泻；知柏地黄丸清热、滋补肾阴，乳香、没药行气活血止痛。

针灸治疗：头皮针，取神庭、前顶透百会，运针时嘱患者收小腹，以使气到病所；体针，取三阴交、太冲。每周两次。

治疗过程中患者症状逐渐缓解，两个月后，症状全部消失，不再有下腹灼痛，血尿消失。

病例5：口腔溃疡，口腔霉菌感染。

由于化疗或放疗，患者常有口腔溃疡，症状是口腔疼痛并影响进食。中医认为是阴虚和虚火。中药治疗用麦味地黄丸、知柏地黄丸、口腔溃疡药膜。

口腔霉菌感染是由白念珠菌引起的。多发于免疫力低下的人群，如化疗、放疗的癌症患者。当白念珠菌与其他微生物之间原有的拮抗作用被破坏，白念珠菌就可以大量繁殖。白念珠菌使口腔黏膜上皮细胞退化，形成浅表溃疡，退化的上皮细胞与渗出液、真菌聚集在一起形成白膜，其可发生于口腔的任何部位，如颊、舌、软腭、口底及口角。患者感觉口腔灼热、疼痛，影响进食，有的患者有口腔异物感，好像口里有纸屑。治疗用龙胆草熬汤多次涂抹患处，见本书第三章。

病例6：化疗后恶心呕吐的中医治疗。

化疗时很多患者恶心呕吐明显，针灸耳穴食道、贲门很有效，我一般用小磁片贴于双耳这两个穴上。有些患者化疗前先到我诊室贴磁片，随后去化疗，因化疗后身体不适可直接回家。因有磁片贴于耳，回家后恶心不明显。有一次我在电视上介绍耳磁疗法，一位电视观众从家里打来电话，说她患癌时曾到我诊室用耳磁解除恶心，并称帮助很大。电视台称之为甜蜜的电话。

总之，采用中西医结合治疗癌症是较好的选择。西医有西医的优点，中医有中医的长处，这就需要各取所长。关键是作为患者应知道如何利用两种医学的所长，并避免用错。如果在癌症早期，患者尚有可能做手术，千万不要放弃。化疗、放疗是极为有效的抗癌方法，不要轻易放弃。

当一个人听到癌症这一诊断时，精神会处于震惊、恐惧状态，即心神被扰。紧张的精神状态会进一步抑制免疫系统，成为康复障碍，针灸可有效镇静并可增强免疫系统功能，这就是中医的扶正治疗，应考虑选择。当患者进行化疗、放疗有副作用时，针灸、耳磁、中药治疗可解除这些副作用，值得应用。

关键是不要对西医或中医有任何偏见，说手术太可怕，化疗、放疗副作用太大，从而放弃这些治疗是不对的，但如果不知道中医可以增强免疫力以扶正，矫正化疗、放疗的副作用，那患者就要多受痛苦和折磨。

医者的任务是向患者说明各种治疗的利弊以帮助他们做出正确选择，以提高治愈率、生存率，减少治疗过程中和治疗后的痛苦。那种认为西医太可怕、中医不科学的说法都是偏激的、无知的和有害的。近年来免疫疗法治疗癌症有很大进展，这是患者的福音。此种治疗中如有副作用仍可寻求中医帮助解决。

第九章　保护牙齿

　　我的患者对我说："你看，我的牙都掉了，多难看！看牙医很贵，你有什么中药可防止牙齿脱落吗？"我回答说："没有。保持牙齿健康是每天都要坚持的工作。"人们不好意思听如何清洁牙齿，这大概就是"难以启齿"的来源吧？不好意思听就不懂如何做；不会做，牙齿就不能健康，就会脱落。希望这段文字和图示能够帮助你理解清楚。

　　不能认真清洁牙齿会得牙龈炎。牙菌斑是引起牙龈炎的直接病因。牙菌斑是不断积累在牙齿和牙龈上的柔软无色并带有黏性的细菌膜层，其可产生毒素刺激牙龈而产生炎症，这就是牙龈炎。牙龈有炎症时，会发红、肿胀，牙龈与牙面不能紧贴，故牙龈沟加深，严重者牙龈糜烂有肉芽增生，牙龈肥大、出血、溢脓。牙菌斑被唾液钙化可形成牙石，牙石表面粗糙，使更多细菌集聚，导致紧附于牙根表面的牙龈与牙根分离形成牙周袋，牙龈和牙槽骨逐渐萎缩，牙齿因而失去支撑，发生松动移位，最后脱落。这就是牙周炎（图9-1）。全身性疾病使免疫力下降更容易产生牙周炎，如患者有糖尿病、营养不良、白血病、艾滋病等可形成广泛性牙周炎及牙周变性。牙齿的感染会导致患心脏病的概率成倍增加。

　　现在问题清楚了，牙齿致病的原因主要是牙菌斑的存在。如果每天清除一次牙菌斑，就可以减少牙龈炎、牙周病，牙齿就不至于脱落。牙菌斑是要每天清除的。每3个月到牙医那里洗牙固

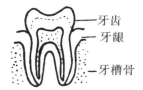牙齿
牙龈
牙槽骨

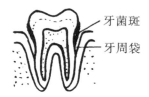牙菌斑
牙周袋

图9-1　牙周炎
　左：正常牙齿，齿龈及牙槽骨。右：牙菌斑及牙周袋的形成。

然是好的，但解决不了每天都滋生的牙菌斑的问题。每天晚上刷牙甚至用牙线也不易去掉牙菌斑。可以每天去除牙菌斑的方法可能有很多，下面介绍其中的一种。

　工具：牙签、牙线（粗一点的）、牙刷、电动牙刷或水挑牙刷、牙膏、棉签、盐水或漱口水。

　清洁时间：晚上睡觉前做主要清洁，第二天起床后简要刷牙。

　清洁重点：牙菌斑主要存在于牙体与牙龈交界处及牙缝间，注意清洁这些部位。

　晚上睡前清洁牙齿的方法：

　（1）用牙签清洁牙缝，去除食物残渣和牙菌斑。先清洁牙外周牙缝，然后把牙签折半，清洁牙内周牙缝。折半牙签的原因是，牙签太长，不易清洁内周牙缝。

　（2）用折半的牙签粗头刮掉牙体与牙龈间的牙菌斑。先刮牙外周，再刮牙内周（图9-2、图9-3）。同时用纸巾不断清洁牙签。这就是说牙的内、外面都要清洁。做完后，用舌尖舔牙与牙龈的交界面，如果牙菌斑被刮掉会有一种光滑的清洁感，如感到

有不光滑的部分，就要重新刮那一部分。

（3）用牙线清洁。牙线不要太细，太细的牙线无力。牙线主要清洁牙缝，也就是牙齿两边的牙菌斑。注意牙线不仅可以剔牙、去掉食物残渣，而且更主要的是可以清洁牙侧面的牙菌斑。一定要用牙线刮牙，在一个牙缝要刮两个邻近的牙的侧面。要特别注意的是要刮牙齿与牙龈的交界处，也就是牙缝上端，在此处牙线可斜向牙

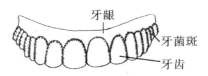

图9-2　清洁牙齿外周

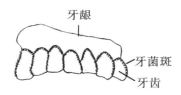

图9-3　清洁牙齿内周

齿以清除牙菌斑。如果刮一次不行，换一根牙线再来一次。最好是每次进食后，甚至吃零食后用牙线刮牙一次，不要只在睡觉前刮。

（4）用牙刷刷牙。电动牙刷、声波震动牙刷或水挑牙刷都比普通牙刷清洁效果好。但如多年使用这类牙刷，牙齿会过敏，刷牙会痛，吹冷风及咀嚼可引起不适，在这种情况下可改用普通牙刷，或是间隔使用电动牙刷与普通牙刷。不管使用什么牙刷，都要认真刷，不要敷衍了事，除了刷牙表面，还要注意刷牙与牙龈之间，即可能有残存牙菌斑的地方。用牙膏是必要的，因为牙膏产生的泡沫可帮助清洁牙齿，薄荷的清爽可使人感觉良好。刷牙后再用舌尖舔牙齿，尤其是牙齿与牙龈的交界面，如刷得干净，会有光滑清爽感。

（5）用消毒漱口水或清水漱口。

（6）如有的牙龈易出现红肿疼痛，可用棉签或干净的手指在此处涂抹一点盐。

（7）多数情况下，刷完牙后不要再吃东西，直接睡觉。如果再吃食物，只能再清洁。

这是一种综合的、多步骤的刷牙方法，关键是要除掉牙菌斑。刚开始做时大概要 15 分钟，熟悉了以后 10 分钟即可。如果做熟练了、每天都坚持做，有一天不做就会感到很难受，只要睡前不清洁牙齿，就会产生对自己健康不尽职的愧疚感，更会想到如果三天打鱼两天晒网，牙周病早晚会来临，所以不管今晚多累，还是坚持吧！

定期去牙科检查、洗牙是必要的，如齿龈有红肿疼痛或出血要及时看医生。注意治疗全身性疾病以保护牙齿。